陰陽調和で考える
いのちを養う食のきほん

梅﨑和子

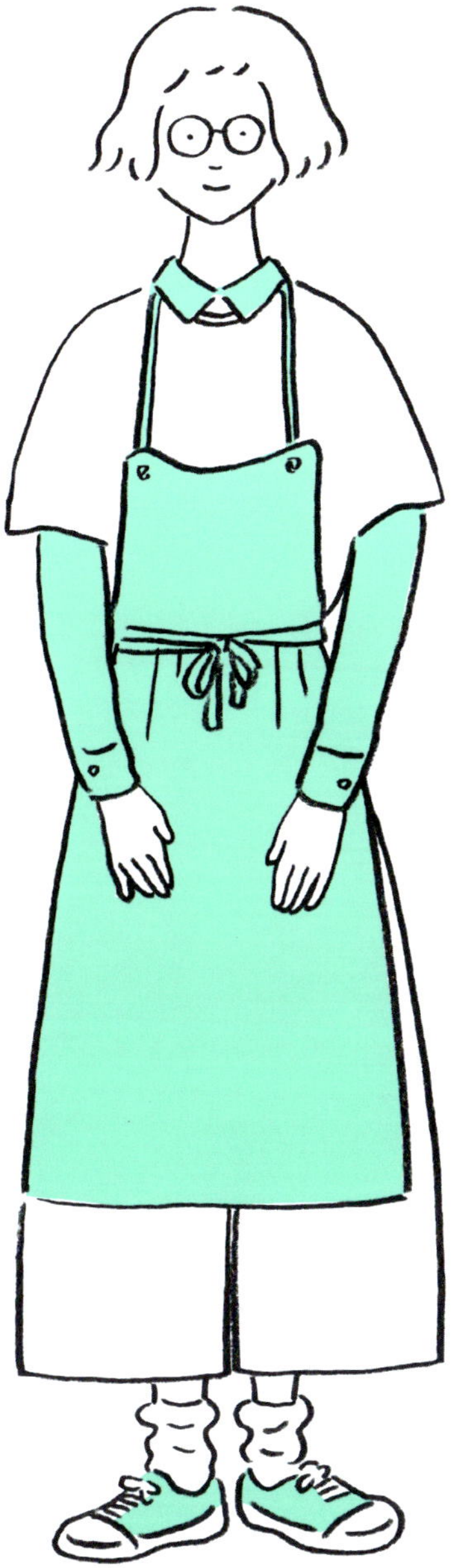

イラストレーション　くぼあやこ

はじめに
いまの食生活で大丈夫かな？

この本を手にとってくださった方の中には、いまの食生活について漠たる不安を抱いている人がいるかもしれません。なにしろ１９７０年代（昭和45年～）以降、私たちの食卓には多様な食材や食品に加えて、加工食品、インスタント食品、冷凍食品などの種類も量も増えました。さらに調理をラクにしてくれる電子レンジの登場も見逃せません。

好きなものを好きなときに食べられる幸せ。ますます簡便になった食事作り。なのに、なぜか「この食生活でいいのかしら」というモヤモヤが頭の中にいつもあります。というのも、いま周囲にはアトピー性皮膚炎などのアレルギー疾患をはじめ、さまざまな不調に悩む人が多くいるからです。

「食べることは生きること」というと大げさに聞こえるかもしれませんが、私たちの心身の健康は、じつは日々の食事の積み重ねで支えられています。世の中には食の情報、健康の情報があふれていますが、ここでいったん立ち止まり、あまたの情報もわきに置いて「食べる」ことを基本から考えてみませんか。

本書では、はじまりの1章から「陰陽《いんよう》」とか「宇宙」とかいう言葉が出てきて、なんのこと？と思われるかもしれません。いま立ち止まったついでに、まずは私たちの存在について考えていただきたいのです。やがて見えてくるのは、人間も自然界という大きな宇宙の中で生きる一つの存在だということです。これをスタートにして「食」を考えてみると、とてもシンプルで理にかなった料理や調理法が組み立てられます。

ここでは「陰陽調和料理」といいますが、なんのことはない、先人の「食の知恵」が詰まった「食養生《しょくようじょう》」という考え方にほぼ重なります。それは食が病気を治すためのものではなく、だれもがおいしく食べて健康で元気に過ごせるようにと、少し前まではごく当たり前に作り、食べられてきた家庭料理でした。

むずかしい理論も作業も必要ありません。「こんなに簡単でいいの」、「素材の味がそのままおいしさになっている」、「究極のエコ料理」などと感じられるのではないでしょうか。完ぺきにすることもありません。ほんのちょっと「食べる」の意識を変えて、まずは1日のうちの一食からでもお楽しみください。

目次

1章

鍋の中は小さい宇宙！

1 Q 鍋の中の「宇宙」ってなんですか？

A 自然界にはすべて陰と陽があり宇宙全体をまとめている——という考えから始まります

本のタイトルにも「**陰陽**」という言葉がありますが、まずは陰と陽とはなにか、ということから説明しましょう。この始まりは古代中国の自然哲学で、宇宙全体を一つのまとまりある存在として考えるものです。自然観ともいえ、森羅万象のすべては陰と陽という対立した二つの要素が一体化して成り立っているという東洋哲学の基本思想です。

たとえば、陽は日、昼、夏、熱、火、上、表、動、明、男……。

これに対して、陰は月、夜、冬、寒、水、下、裏、静、暗、女……。

私たち人間も、自然界という大きな宇宙の中で生きる一つの存在なのです。こうしてみると、確かに陰と陽とは対立していますが、じつはこれが絶対的なものではなく、見方や条件、相手や物事によって陰が陽に、陽が陰になることもあり、相互に依存しあう相対的なものといえます。

では鍋の中の「宇宙」についてお話ししましょう。自然界の流れに沿って生まれる旬の野菜で、調理することを考えてください。陰の冬には体を温めてくれる陽の食材が、陽の夏には体を冷ましてくれる陰の食材が登場します。季節に逆らわず、自然から与えられたものを素直にいただくことで、私たちの命は支えられています。材料を鍋に入れてふたをし、火をつけると、それぞれが本来のエネルギーを発揮して個性をぶつけあい、鍋の中で対流を始めます。こうして、ここにも小さな宇宙ができるというわけです。「重ね煮」（↓84ページ）はこの対流を利用した陰陽調和の料理です。

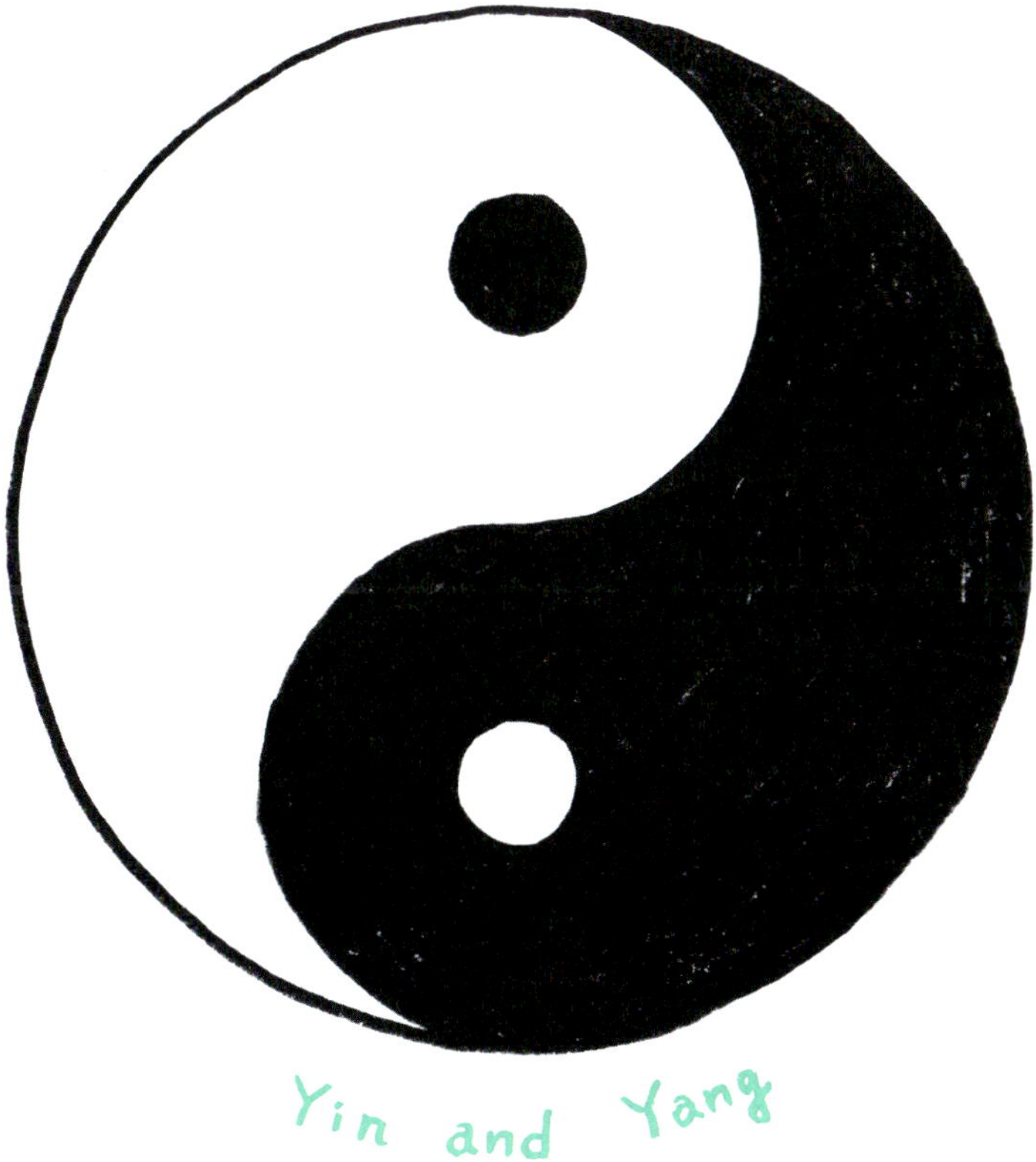

陰陽図。太極図ともいい、これで「太極」という宇宙全体を表しながら、陰と陽のバランスがとれている状態を示すものです。

2

Q　陰と陽は変化するのですか？
A　陰陽は正反対ですが、依存しあう存在。つねにバランスをとりながら変化しています

８ページで、森羅万象の中の陰と陽の例をあげました。見ておわかりのように、それぞれの性格は正反対で対立する存在です。しかし、どちらか一つでは存在できません。

ろうそくの明かりで説明しましょう。夜の暗闇、「**陰**」の中で灯すロウソクの炎は「**陽**」となりますが、昼の太陽のもと、「**陽**」で灯すロウソクは「**陰**」となります。また同じ空でも晴れは陽、曇りは陰。１日の中でも昼は陽、夜は陰。同じ昼間でも午前は陽、午後は陰……。このように陰陽それぞれは、つねに変化し、互いに影響しあって存在しています。

陰陽の移り変わりを１日の変化から１か月、そして1年、四季を通じた移り変わりで考えてみます。１日の中の変化は前述のとおり。これを１か月ずつ考えると、春から夏にかけては昼間の時間が徐々に長くなります。陽が強い状態です。そして日中の時間が一番長くなる夏至を境に、今度は徐々に短くなりはじめて陰の季節である秋から冬に向かいます。そしてまた春から夏へ……。陽の勢力は徐々に陰によっておさえられ、再び陰が強まれば、陽によって陰がおさえられるというわけです。つまり陰と陽は絶対的なものではなく、つねに変化しながら微妙なバランスを保っているということがわかります。

陰と陽はその強さや量のバランスをとりながら変化し、安定した状態にしようと働きます。そしてこの変化こそが、森羅万象のあらゆるものの成長や発達、発展につながるもとになるのです。

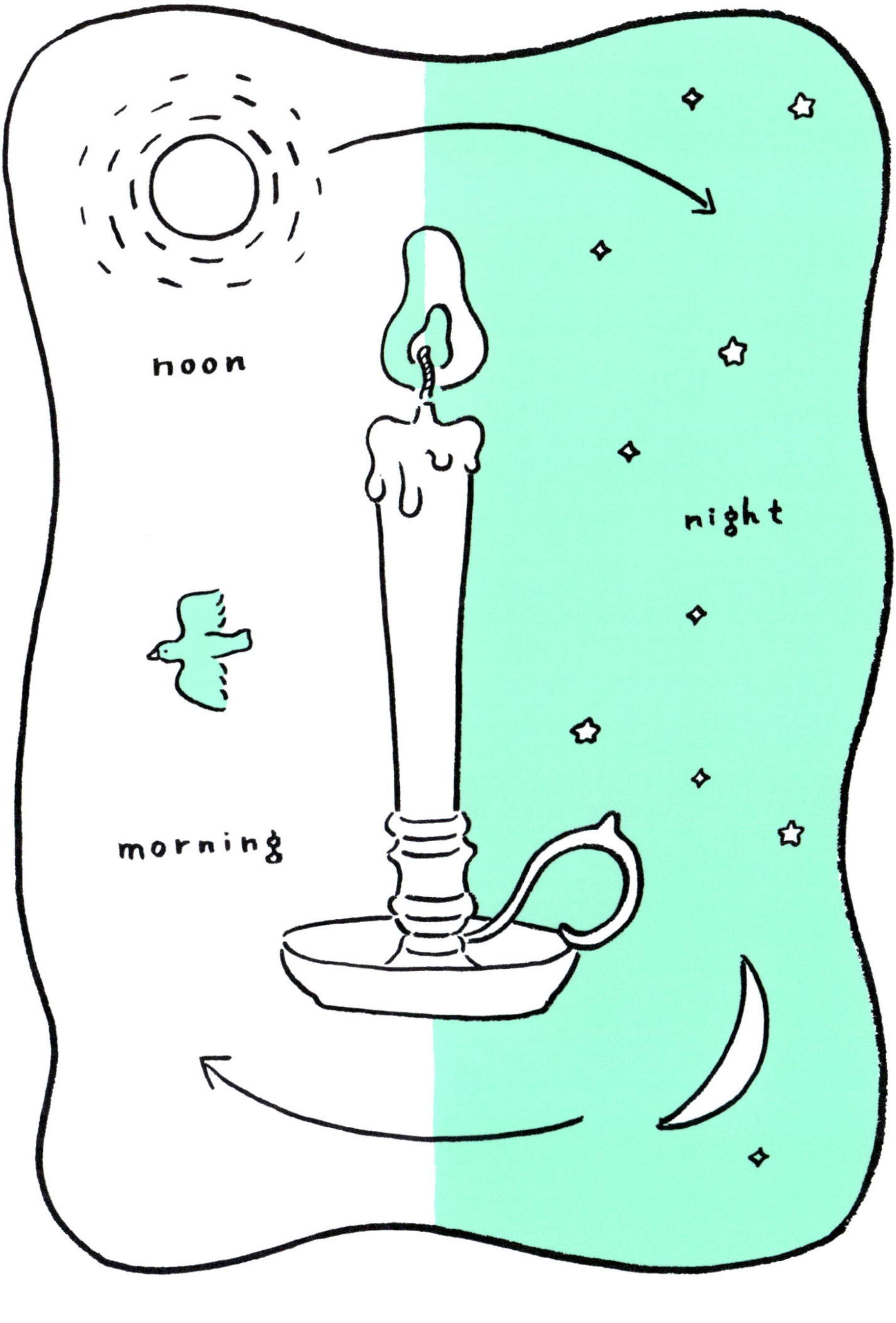
noon
night
morning

3 Q 私たちの体にも陰と陽があるの？
A 人間も自然界の一部。体の中にも陰と陽は存在します

陰陽では私たちが生きている世界はいくつもの相似形から成り立っていると考え、自然界を大宇宙（**マクロコスモス**）、人体を小宇宙（**ミクロコスモス**）と位置づけています。人間も自然の一部であり、絶えず変化し続けている自然界の中で生かされている存在にすぎません。

私たちの体の中にも陰陽は存在していて、自然界がとどまることなく動き続けているように、体の中の陰陽も絶え間なくバランスをとりながら変化を続けています。体調の良し悪し、気分の昇沈、また1日の流れ、1年の変化、歳月の積み重ねの中で考えても、同じ人間でありながら体も心も日々変わっていて、同じ状態ということはありません。

では体の中の陰陽のバランスについて考えてみましょう。「なんだか気分がよい」、「体調は万全」、「元気で充実している」、「何事もポジティブに考えられる」。心身ともに健康だと感じるとき、こんな思いになりませんか。この状態こそ、陰陽バランスがとれている証拠です。こうして陰陽が適正に働くときが、その人にとって健康な状態であるといえます。

とはいえ、日々の暮らしをとりまく環境にはさまざまな問題や要因が生まれ、生活の変化や偏りが起こることも少なくありません。この結果、陰陽バランスが乱れたり崩れたりすると、やがて体や心に不調をきたします。これで、おわかりでしょう。心身が不調なときは、まず陰陽のバランスをととのえることが健康への第一歩だということです。

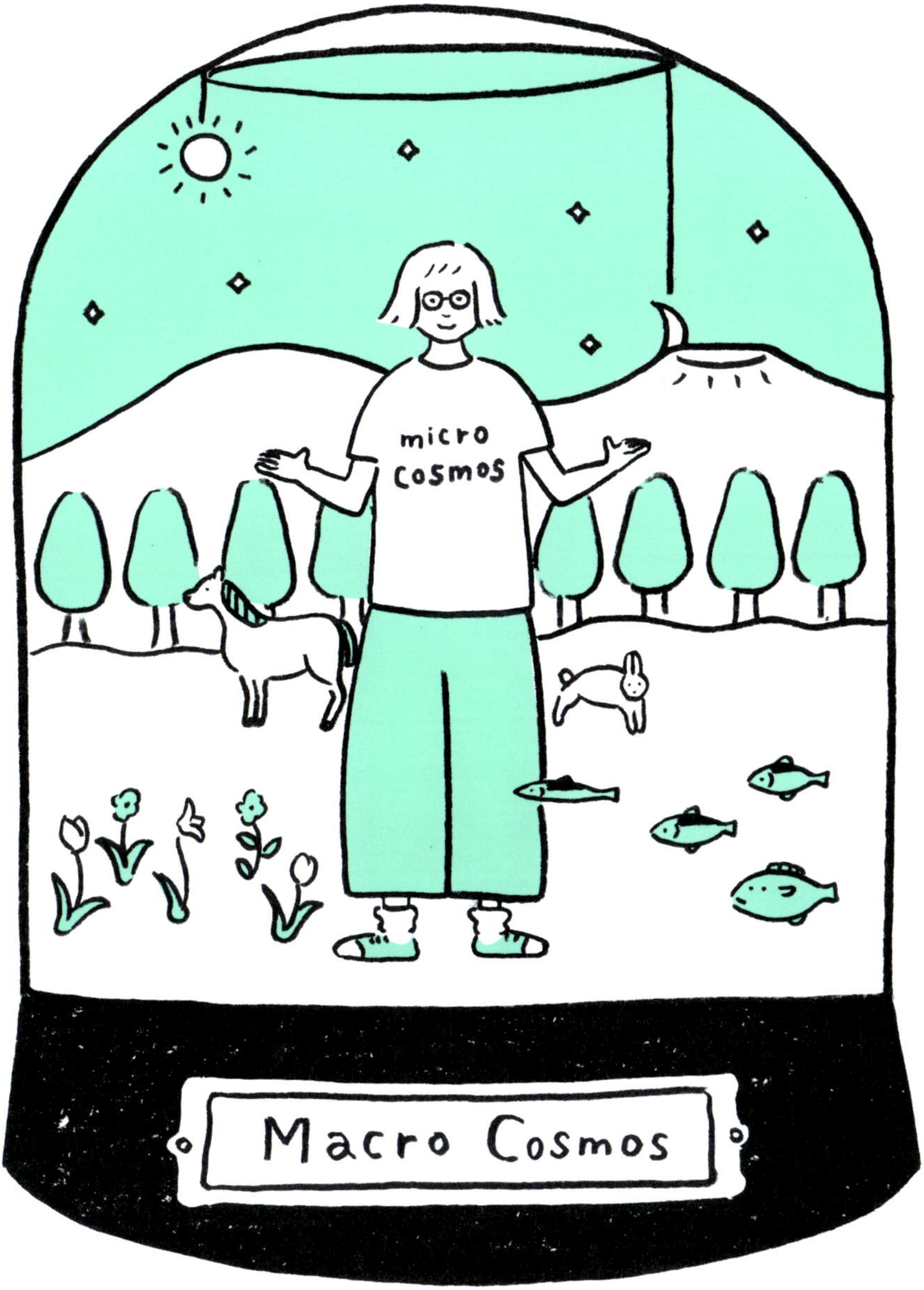
micro cosmos
Macro Cosmos

4 Q 体の中の陰陽バランスをととのえるには？①

A まず食生活や生活スタイルを振り返ってみましょう

「具合が悪いとか、病気というほどではないけれど、不調を感じる」、「健康に自信がない」、「肩こりがつらい」、「疲労感がとれない」……。私たちの周りからよく聞かれる悩みの声です。

陰陽のバランスが崩れたとき、なんらかの不調が心身に現れます。なぜ崩れたのか。この原因を考えるには、まずいつもの食生活や生活スタイルを振り返りましょう。いまはお金を出せばなんでも手に入る時代。食べたいものを食べ、暴飲暴食をするなど食生活をおろそかにしていませんか。

生活スタイルはどうですか。家の中は夏も冬もエアコンで快適、家電も充実し、移動は車、夜更かしは当たり前、と暮らしは大きく変わりました。人間は本来「省エネタイプ」で、心地よい環境や状態を与えられれば、体がもつ生きるための多様な機能を働かせません。自らの体温調節はお休みし、運動不足や生活リズムの乱れも、本来の機能が崩れてトラブルのもとをつくったりします。

では陰陽のバランスをととのえるにはどうすればいいのでしょう。まず食生活では人間本来の「**食性**」に添った食べ方をすること（食性とは→50ページ）。季節に添った旬の食材を食べること（旬→32ページ）。生まれ育った土地のものを食べること（身土不二《しんどふじ》→40ページ）。食材の栄養分やエネルギーを丸ごととるためにも、皮むきやアク抜きをせずに食べること（一物全体食《いちぶつぜんたいしょく》→44ページ）。

また生活スタイルでは自然の流れを意識し、季節の変化に添った暮らしを取り戻したいものです。自然に寄り添う食と生活で陰陽バランスをととのえ、自然からのエネルギーをもらいませんか。

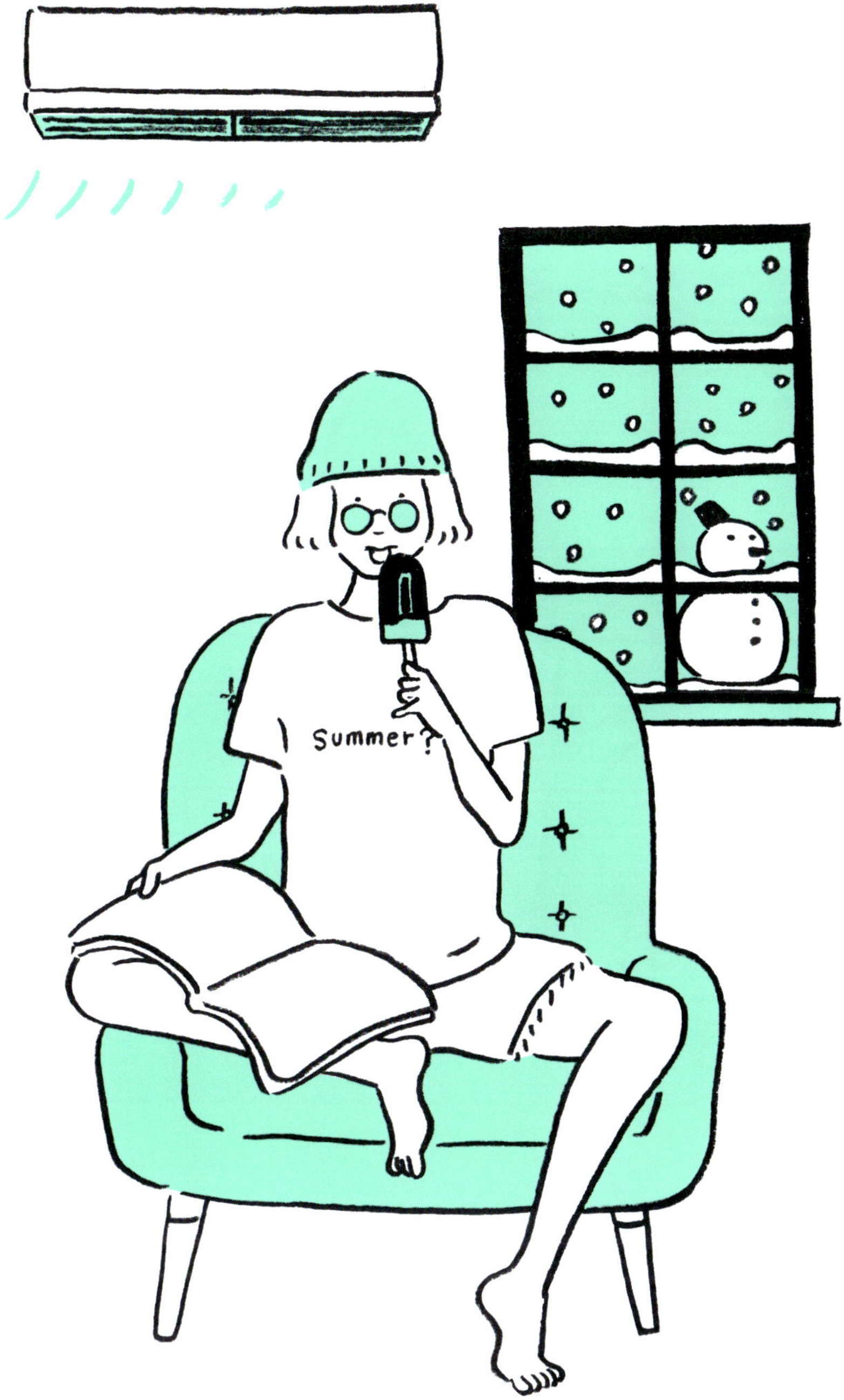
Summer?

5
Q 体の中の陰陽バランスをととのえるには？ ②
A 体を正しく使うこと――呼吸についても意識しましょう

私たち人間が自然のエネルギーをいただき、自然と同じように循環していくためには、体を正しく使うことがポイントです。体を正しく使う、とはどんなことなのでしょう。答えは「**呼吸**」を意

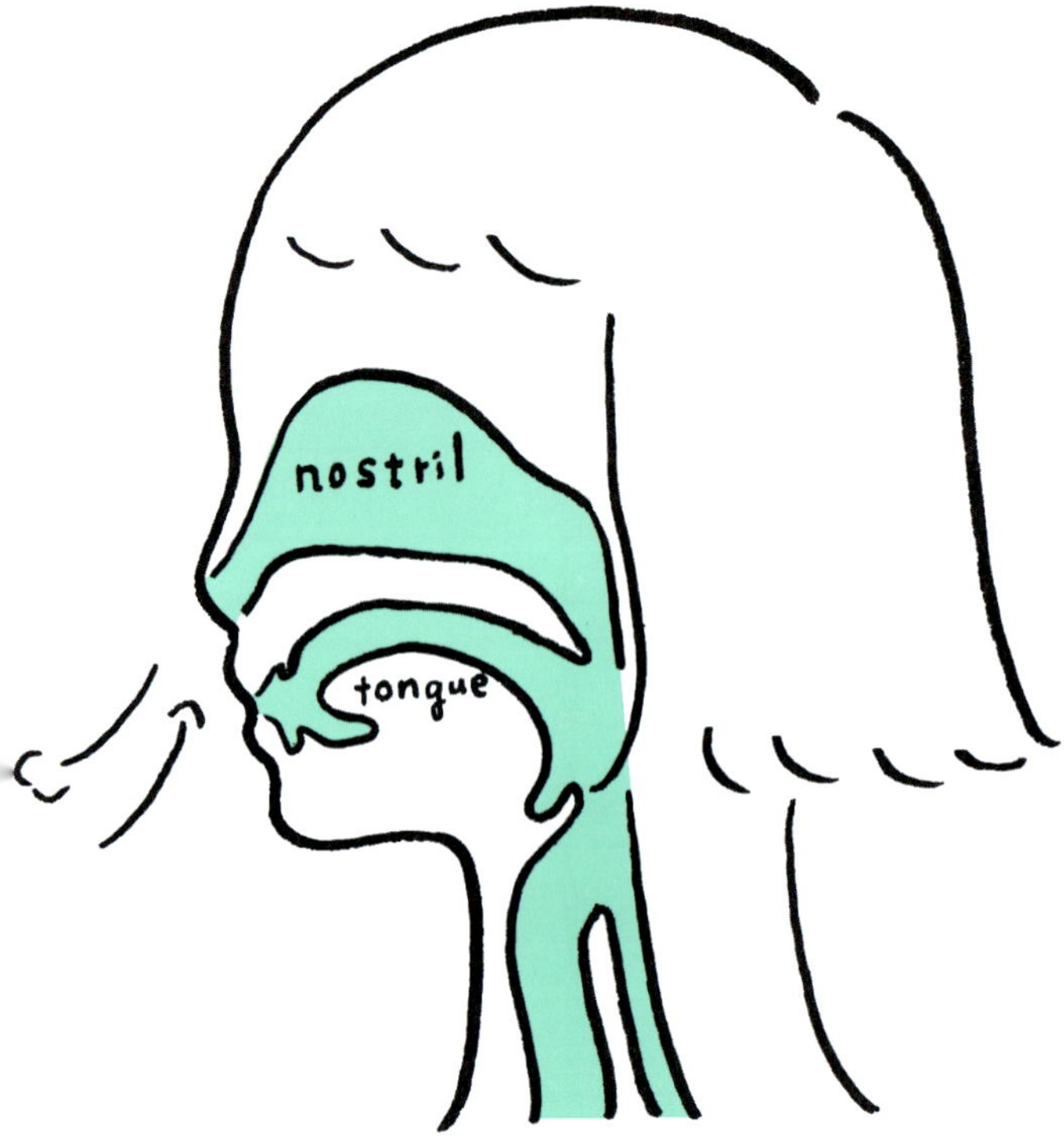

私たちが呼吸で１日に出し入れする空気の量は１万リットルといわれます。鼻呼吸で体を正しく使って「天の気」をとり入れましょう。

識していただきたいということ。私たちは呼吸を繰り返すことで「天の気」としての酸素をとり入れ、二酸化炭素と水を排出しています。また「地の気」としては海や大地に育つ食べ物をいただいています。この両輪なくして生きることはできません。鼻と口こそ、外から生きるためのエネルギーをとり入れる要の器官といえます。「地の気」のとり入れ方は2章以降で詳述していきます。

ここでは「天の気」をとり入れる呼吸について考えましょう。哺乳動物は鼻咽腔《びいんこう》の構造上、口で呼吸することはできませんが、人間は言葉を話すことによって必然的に口呼吸もできます。しかし、この口呼吸が問題なのです。空気中にはホコリやウイルス、細菌、カビ、化学物質、排気ガスなどが含まれています。鼻呼吸は人体を守るために、鼻粘膜にある絨毛《じゅうもう》が粘液を分泌してこれらの異物を排除し、浄化します。また乾いた空気は、加湿や適温にして免疫機能を正常に働かせてくれます。

いっぽう、口呼吸はこの働きがないまま空気を肺にとり込み、さらに唾液や鼻水もかれて防御力が損なわれるため疲労感、アトピー性皮膚炎、慢性風邪症状、無呼吸症候群、花粉症、鼻炎、気管支喘息……などの障害を引き起こします。アレルギー症状をもつ人も多いようですが、※アレルギーマーチを防ぎ、免疫力を強化するためにも鼻呼吸の役割を認識して、正しい呼吸をしたいものです。

※アレルギーマーチとは
アレルギー素因のある人に、次から次へとアレルギー疾患が発症すること。乳幼児期の食物アレルギーによるアトピー性皮膚炎、湿疹などから始まるケースが多く、喘息やアレルギー性鼻炎、花粉症など、成長するにしたがって多様なアレルギー疾患を引き起こします。さまざまなアレルギー疾患が行進してくるかのように連鎖的に現れることから、こういわれます。

6 Q 陰陽バランスの崩れから、どんなことがわかりますか？
A その偏りが陰性寄りか、陽性寄りかで状態は違います

ひと口に「**陰陽バランスの崩れ**」といっても、それぞれの要素の強さ、度合いなどはさまざまです。たとえば陰が強く過剰で、陽が不足している状態なのか。陽が強く過剰で、陰が不足している状態なのか。また両方の要素が過剰な状態、あるいは不足している状態であることも考えられます。

陰性と陽性の性質の特徴をあげましょう。陰と陽は対立した二つの要素から成り立ちますが、その性質にも違いが表れます。大まかな特徴をあげると、陰は消極的、服従的、抑制的、寒涼的、遅い、暗い、冷たい……。これに対して、陽は積極的、反抗的、興奮的、温熱的、速い、明るい、温かい……となります。

人の体質も左ページのように陰タイプと陽タイプに分けられます。顔色、汗、気質、体力、睡眠、便・尿、温度などの項目に分けてそれぞれの状態を記しましたが、これも大まかな目安です。個人差や体調の変化もあり、また陰性と陽性の違いで、健康だとか不健康だとかいうこともありません。

では、陰性に偏るとどうなるのでしょう。陰はやはり鎮静傾向が強まるため、力が出にくく、だるさを感じたりします。昼間からぼんやりとして眠気を感じることも。顔色はさえず、貧血気味になったり、冷え性になって風邪をひきやすい、下痢《げり》気味が続くということもあります。

いっぽう陽性に偏ると、陽は活発な性質といえますから、陰である夜になっても眠れなかったり、体がほてったりすることも。またイライラして怒りやすくなったり、落ち着きをなくしたりします。

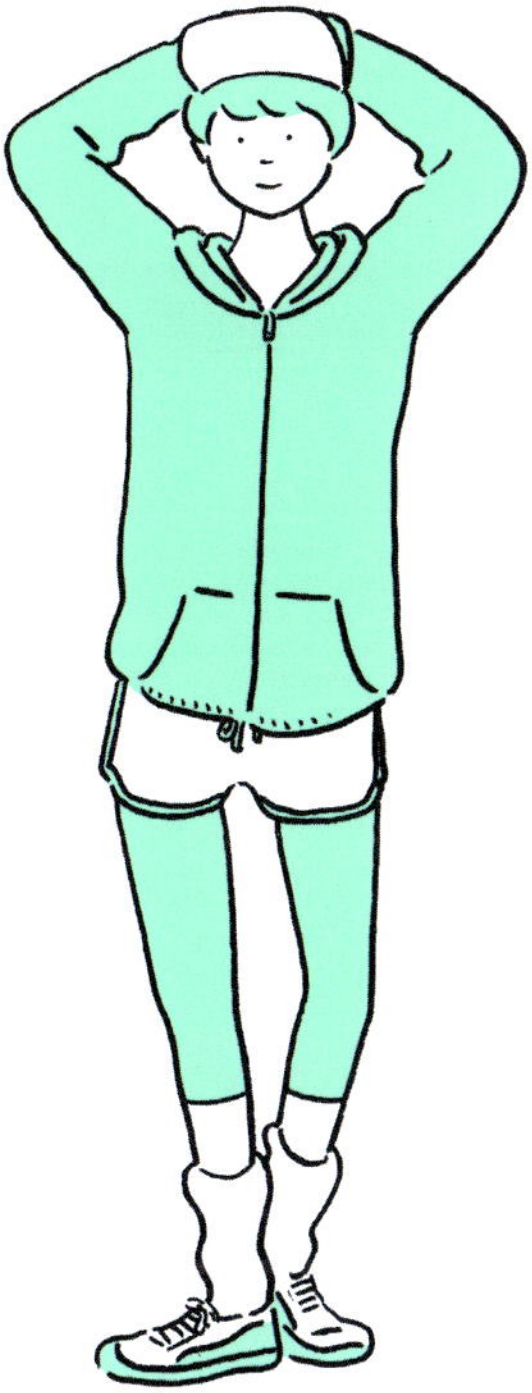

陽タイプ

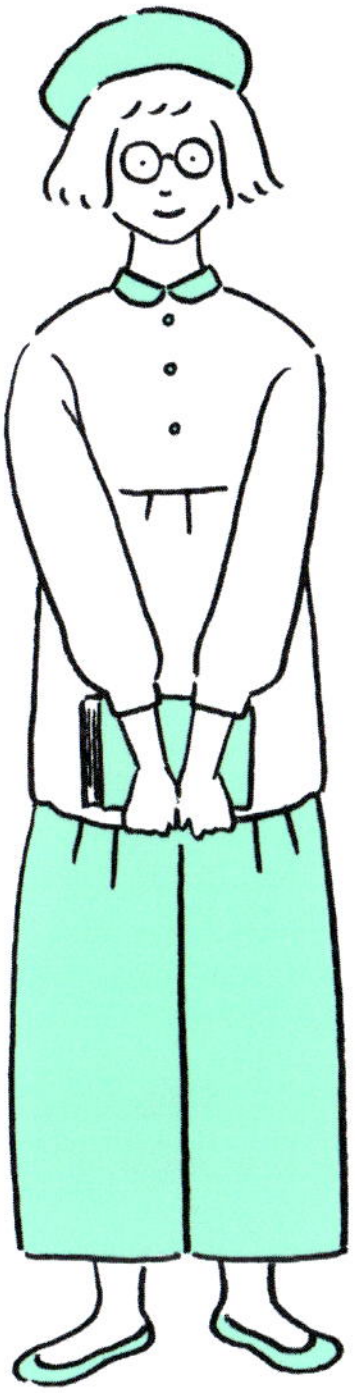

陰タイプ

顔色	血色がよい。赤ら顔 若いころはニキビができやすい	白い。青白い 日焼けはするが、もとに戻るのは早い 日焼けするとシミ、ソバカスになりやすい
汗	かきやすい。全身にびっしょり汗をかく	あまりかかない。かいても部分的
気質	陽気で社交的。テンションが高い	引っ込み思案で控えめ。テンションが低い
体力	体力があり、徹夜しても疲れが残らない	体力がなく疲れやすい。徹夜は苦手
睡眠	寝相は比較的よい	寝つきも、寝起きも悪い
便・尿	便秘がちで、尿の色は濃い	やや軟らかく、下痢傾向も。尿の色は薄い
温度	冷房がきいた部屋でも、体調などでトラブルを起こすことは少ない	冷房が苦手。冷房によって体調を崩しやすく、夏風邪をひくことも

7 Q 食生活の変化も陰陽バランスを崩す原因？
A 肉、卵、乳製品、砂糖、油脂たっぷりの食事が不調の原因に

戦後73年。昭和から平成、そして時代はさらに進みます。この年月の流れの中で、食生活も大きく変わりました。昔の食卓の中心はご飯とみそ汁、副菜としては豆や根菜、魚介、海藻などが並びました。デパ地下のお惣菜や冷凍食品などはまだ姿かたちもなく、毎日の食事はお母さんの手料理を家族そろって食べるというのが、いつもの食卓風景でした。

この風景が一変したのは、昭和40～50年あたりからでしょうか。私たち日本人の食卓に、洋風化の波が押し寄せてきました。海外から多種多様な食材や食料品が輸入され、加工食品やインスタント食品の種類も豊富になりました。さらに共働き家庭が増えたこともあり、お母さんが料理にかける時間も限られてきました。

こうした要因が重なって毎日の料理は洋風だけでなく、中華風、エスニック風なども加わり、にぎやかに変化しました。レシピが変われば食材も変わり、肉、卵、乳製品、砂糖、油脂を多く使うようになります。甘い菓子類やアルコール類など、し好品も急激に広まって多くの人が楽しむようになりました。

ところが、このような食材を多く使えば陰陽の偏りを生み、私たちの体の陰陽バランスも崩すという、困った結果を生むことになったのです。時代とともにつくられてきた食物アレルギーの問題。原因を探るためにも、かつての食生活を原点として考えてみることが大切だといえそうです。

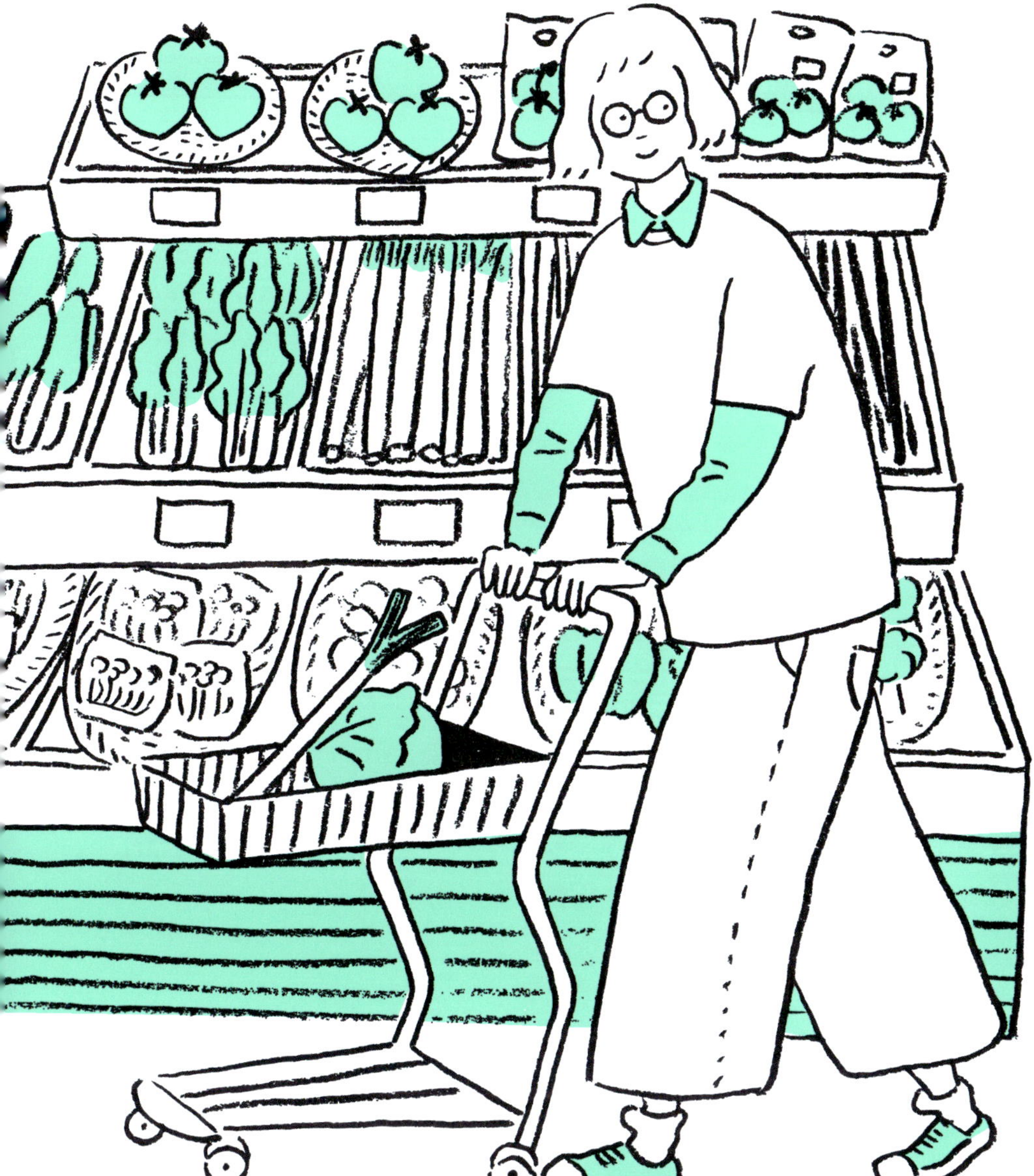

8

Q　食物アレルギーが心配です。妊娠中の食事はどうすればいいの？

A　妊娠中、授乳中の食生活は赤ちゃんに影響するので注意を

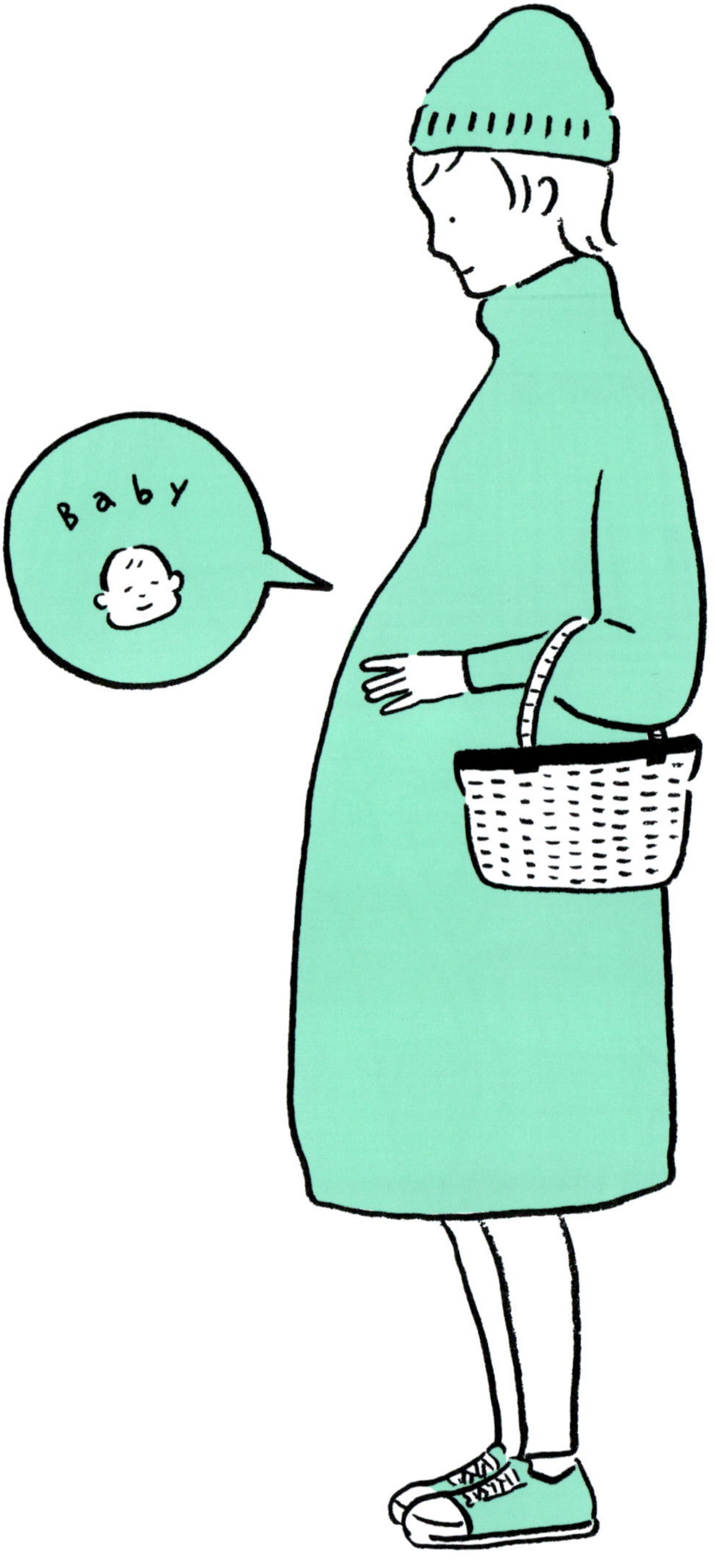

ママの食事がお腹の赤ちゃんのすべての栄養の基礎になります。陰陽バランスを崩さないように、20ページにも記した肉、卵、乳製品、砂糖、油脂などのとりすぎに注意しましょう。

食物アレルギーは食物を食べたときに、おもに食物に含まれるたんぱく質がアレルゲン（抗原＝アレルギーを引き起こす物質）となって発症します。ただアレルギーについては、さまざまな要因が複雑にからみあって発症するため、原因を特定するのはむずかしいことです。

心配されるのは、とくに妊娠中はたんぱく質やカルシウムの必要性をいわれ、どうしても牛乳や卵を多くとりがちです。その結果、ママの体の中でこれらがアレルゲンとなり、赤ちゃんに吸収されると、赤ちゃんの体内で抗体がつくられアレルギーが成立すると考えられています。

授乳についても、同じことがいえます。ママの体内にアレルゲンができれば母乳にも含まれ、授乳によって赤ちゃんの体にとり込まれます。いかがでしょう。赤ちゃんや子どものアレルギーは、ママの食生活がいかに影響を及ぼすか、おわかりいただけたと思います。

これまでずいぶんママの声を聞いてきましたが、昭和30〜40年代生まれのママから誕生した子どもたちは、アレルギーが出たとき牛乳、卵、大豆をやめれば軽快しました。ところがこれ以降に生まれたママの子どもたちには、小麦や米に反応する穀物アレルギーが出現。し好品や油脂類、砂糖類のとりすぎが関係していると考えられます。こうした食品のとり方にも注意しましょう。

9 Q 子育て中です。食の大切さを感じますが、これから見直しても大丈夫？

A 女性は出産や育児を通して気づくことがいっぱい。いまこそチャンスです

妊娠、出産、授乳、と子育てのすべては、女性だからこそ経験できる「**生命**」を育む大切な機会。なかでも母乳には大きな力があります。出産時、産道を通る赤ちゃんはママから腸内細菌[※]を受け取り、さらに母乳によって生菌をもらい続けます。母乳は抗体や免疫物質を含み、乳児の免疫機能が発達するまで受動免疫を与えます。母乳の主成分は脂肪と乳糖ですが、さらに複合炭水化物のヒトミルクオリゴ糖も含まれます。これは乳児の胃腸では吸収できないもので、じつは腸内細菌のえさになるのです。母乳はこの段階で、すでに腸内細菌の食べ物も与えているわけで、体に仕組まれた内なる自然の摂理には驚くばかりです。

食生活による母乳の違いも顕著です。穀物や野菜が中心のママの母乳は、サラッとしていて乳児も元気。ところが油脂類や卵、牛乳が好きというママの母乳は、ドロドロしていて乳腺炎になったり、さらにこの母乳を飲んだ乳児は下痢をしたり、アトピーや湿疹が出やすくなることがあります。

このほか、女性は毎月の生理からも、自身の体の状態を知ることができます。環境の変化、不規則な食事、怒り、不安などのストレスや無理なダイエットで、生理が止まったり不順になることがありますが、これは女性の体に備わった防御反応が働いてSOSを発信している状態です。

思春期から更年期に至るまで、女性は自分の体や命についてさまざまな気づきがあります。そのときがチャンス。ここから食生活の見直しを始めても遅いことはありません。

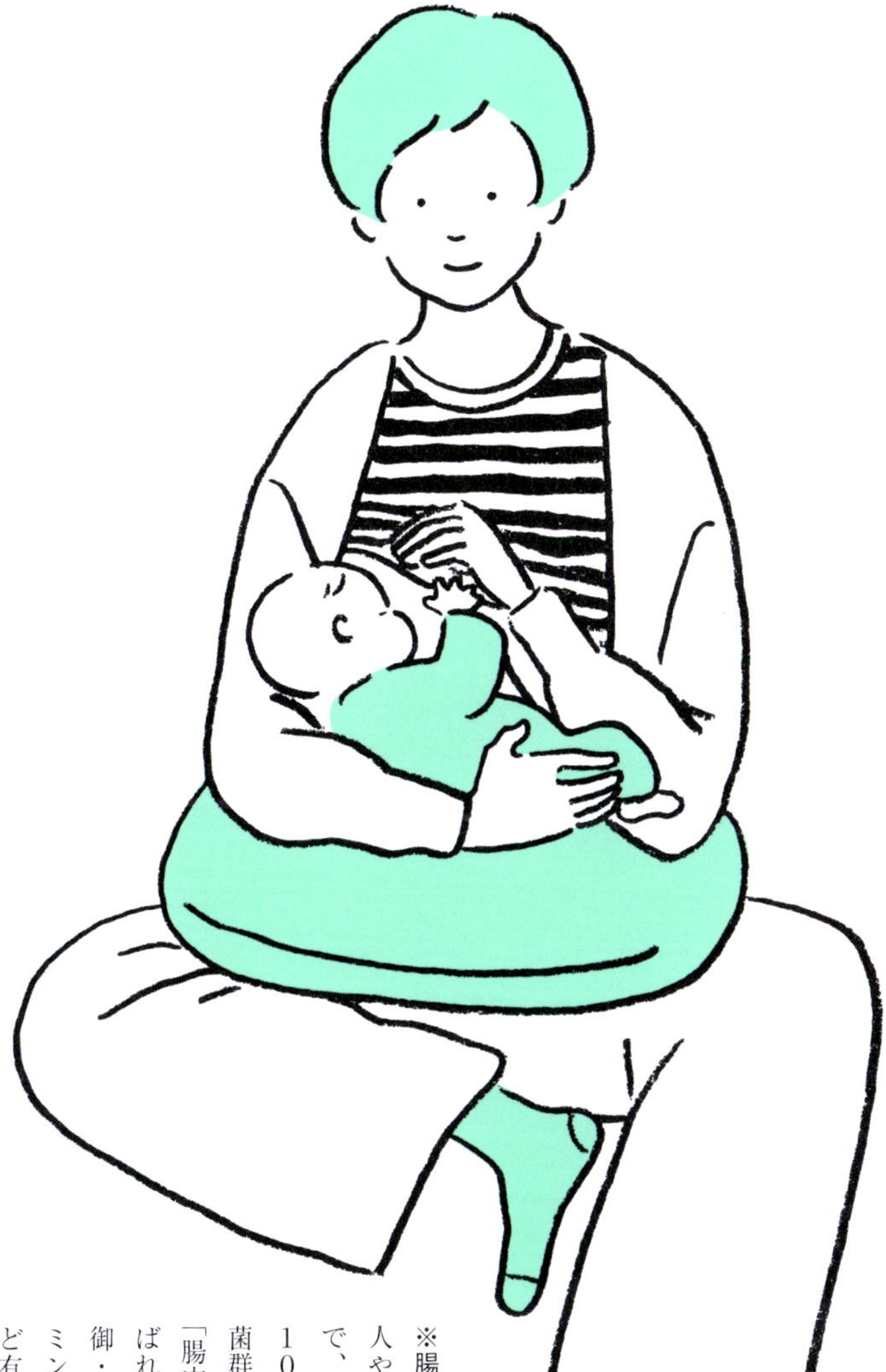

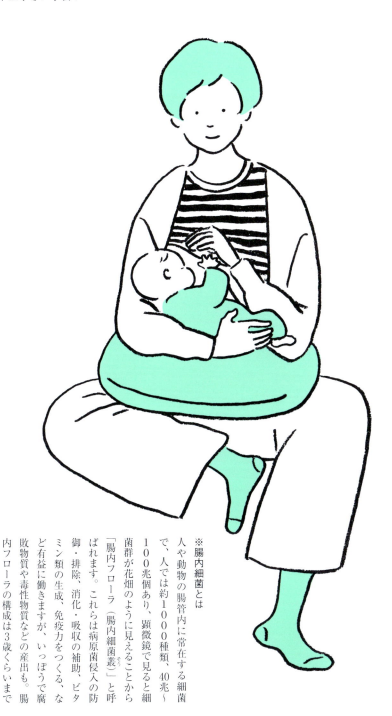

※腸内細菌とは
人や動物の腸管内に常在する細菌で、人では約１０００種類、40兆〜１００兆個あり、顕微鏡で見ると細菌群が花畑のように見えることから「腸内フローラ（腸内細菌叢《そう》）」と呼ばれます。これらは病原菌侵入の防御・排除、消化・吸収の補助、ビタミン類の生成、免疫力をつくる、など有益に働きますが、いっぽうで腐敗物質や毒性物質などの産出も。腸内フローラの構成は3歳くらいまでにほぼ決まるといわれます。

キッチンからやさしいお手当て ①

飲んで体を温める

風邪のひきはじめや風邪気味の人、冷え性の人には体を温める飲み物を。
梅《うめ》しょうは弱った胃腸をととのえ、
れんこん、くず、しょうがなどは血行をよくして発汗・解熱作用もあります。

◎梅しょう番茶

冬は血行をよくして体を温め、夏は梅干しのクエン酸が夏バテ解消や疲労回復に。

材料（1回分）
梅干し…小1個
しょうゆ…小さじ1
番茶…3/4カップ
しょうが汁…2～3滴

1 湯のみやマグカップなどに梅干しを入れ、箸数本でつつきながらよく練りつぶす。
2 1にしょうゆを加え、よくかき混ぜる。これで「梅しょう」になる。
3 さらに沸騰した番茶を加え混ぜ、ふたをして2～3分おく。最後にしょうが汁を加え、熱いうちに飲む。
※ 食前または空腹時に飲む。子ども用にはしょうが汁を加えずに仕上げる。

◎れんこんくず湯

冷え性の人や風邪気味のときに。咳止めやのどの痛み、気管支炎などにもよい。

材料（1回分）
れんこん…30g
本くず粉…小さじ1強
水…3/4カップ
しょうゆ…小さじ1/2
しょうが汁…3滴

1 れんこんは皮も節もついたまま、細かくすりおろす。
2 くず粉は分量の水で溶かしておく。
3 鍋に1を茶こしでこすか、ガーゼに包んで搾り入れる。れんこん汁は約大さじ2杯分。
4 さらに2を加え、火にかけて静かにかき混ぜる。全体が透き通ったら、しょうゆとしょうが汁を加え、熱いうちに飲む。
※ 子ども用には　れんこん同量と本くず粉小さじ1強にして、しょうゆやしょうが汁の代わりに、はちみつ小さじ1を加える。

2章
陰陽を調和させ、
食べて健康になる！

10 Q 陰と陽のバランスを考えた料理作りのポイントは？①

A 食材の組み合わせや調理方法で中庸《ちゅうよう》をめざします

陰と陽は対立した二つの要素ですが、互いに影響しあって変化しながらバランスをとっています。このバランスがとれたちょうどよい状態を「**中庸**」といいます。毎日の食事作りも、健康を考えるうえでも中庸をめざすことがポイントです。左ページは陰陽バランスをシーソーに見立てたものです。シーソーの真ん中あたりが中庸で、左右は陰と陽。シーソーの中心から離れるほど陰陽の度合いが強まります。

私たちの食生活はバラエティ豊かになり、ともすれば陽性の強い食材や食品、陰性の強い食材や食品を中心に食べがちです。陽性の強いものをとれば、今度は陰性の強いものを体が要求し、口にする……の繰り返し。「でも、両端の食品を食べてもシーソーのバランスがとれるのでは？」。こんな声も聞こえてきそうですが、じつはこのシーソーを続けたり繰り返したりすると、体に負担をかけることになり、体調を崩す原因になりかねません。とくに陽性の強い肉や肉加工品、陰性の強いし好品などのとりすぎには注意を。

中庸を心がける食生活のほうが、体に対しての働きかけもやさしく、不調も消えていきます。穀物など中庸の食材を中心に、陰陽バランスを考えた調理をすれば、食材本来の味や香り、風味も楽しめて、おいしさも格別です。「5章　重ね煮の簡単レッスン」（83ページ）では、陰陽バランスを考え、中庸をめざした料理の数々を紹介しています。

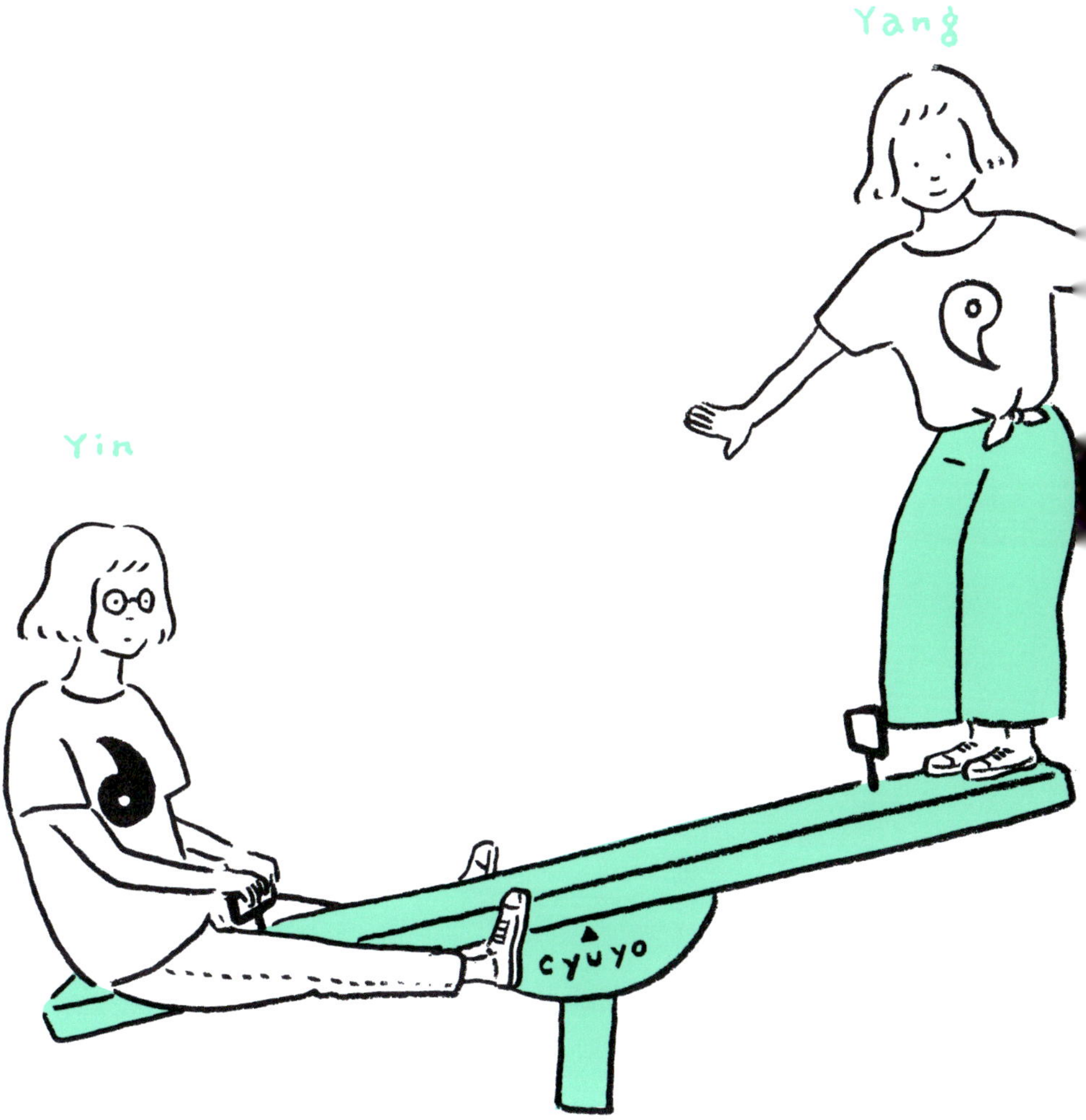
Yang
Yin
cyuyo

11

Q　陰と陽のバランスを考えた料理作りのポイントは？②

A　まず食材の陰陽を見わけることから始めます

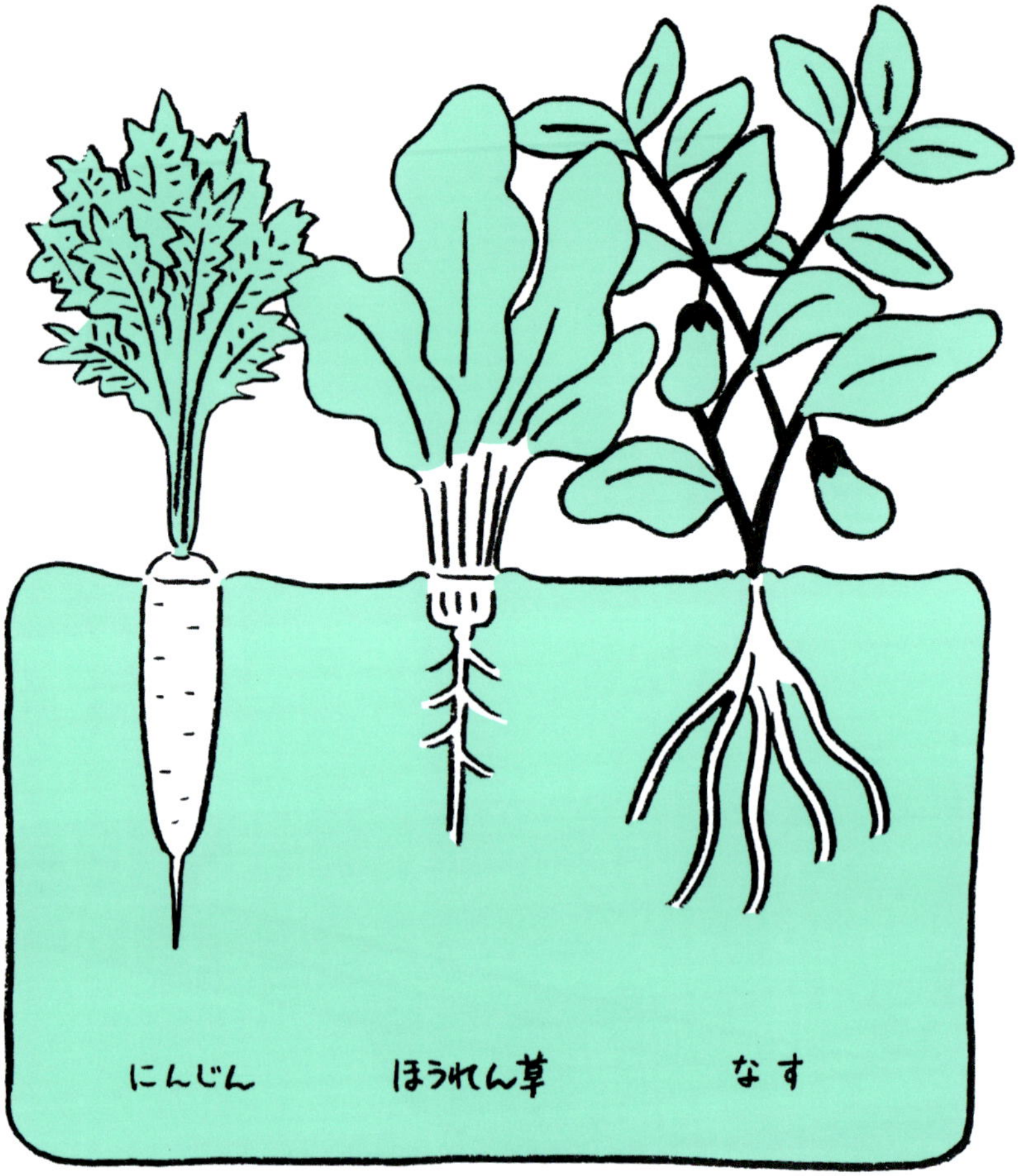

陰と陽のバランスをととのえた料理作りは、まず使う食材の陰陽を見わけるところから始まります。この見わけ方を説明する前に、陰陽それぞれの性質をご紹介しましょう。陰の性質は遠心性のエネルギーで、広がって大きくやわらかくなり、軽くなって上昇します。また陽の性質は求心性のエネルギーで、縮まって小さくかたくなり、重くなって下降します。

野菜を例にあげると、キーワードは「**土**」。野菜が土の上で育つものか、土の下（中）で育つものかで判断できます。右ページのイラストをご覧ください。土の上から太陽に向かって上に伸びていくエネルギーをもつ野菜と、土の中で大地の内部に向かうエネルギーをもち、奥深く根を伸ばす野菜があります。

土の上で育つ野菜は陰性で、水分が多く熱をとるので、体を冷やす作用があり、ビタミン類を多く含むのが特徴。

いっぽう、土の中で育つ野菜は陽性で、水分が少なく、体を温める作用があります。ミネラル類が豊富で、アクとしてポリフェノールを含むものが多いのも特徴。

ただし、食材の陰陽を相対的に比較すると、陽になるのは動物の肉類、魚介類などになり、陰になるのは植物の野菜類です。このように陰陽の考え方は、対立した二つの要素が一体化して成り立っているため、相対的に比較すると動物が陽、植物が陰となるわけです。

12

Q 季節ごとに旬の食材を食べることがなぜ大切なの？

A 冬は陽性、夏は陰性の野菜が育つ――このサイクルは体の陰陽をととのえる働きをします

農業や漁業にさまざまな分野から新しい技術が入り「**旬**」の食材が見えにくくなっています。でも自然の流れを感じながら季節に添った暮らしを心がけていると、やはりその時季ならではの山の幸、里の幸、野の幸そして海の幸は健在。よく見ればスーパーにも季節ごとの食材は並んでいます。

ここで春夏秋冬の陰陽の動きと野菜類のサイクルが、季節の移り変わりに合わせて変化している私たちの体にどんな働きをもたらしてくれるのかを説明しましょう。

春は寒い冬、陰性の季節から徐々に陽性へと変わる暖かい季節の入り口になります。とくに山菜類が育つ「芽吹きの季節」で、エネルギーは土から太陽に向かって上昇します。これは陰性のエネルギーで、陽性に向かう春に対してバランスをとっています。

夏はさらに大気の陽が強まり、勢いを増します。この季節にどんどん育つのが、陰性のエネルギーをもつ夏野菜です。トマト、なす、きゅうり、ピーマン……など太陽に向かって生長する野菜たちは、どれも水分をたっぷり含んでいて私たちの体を冷やすのに役立ちます。

秋は陽が徐々に弱まり陰が増します。「実りの季節」ともいわれ、種子や果実が豊富に。いも類や豆類、中庸の米や雑穀、陰性のきのこ類や柿、りんごなどをバランスよくとりたいものです。

冬はさらに陰が強まり、寒さも増します。この季節に育つのが陽性の根菜類です。土の中で陽のエネルギーを蓄えながら育つ根菜はミネラル類も豊富で、私たちの体を温めるのに役立ちます。

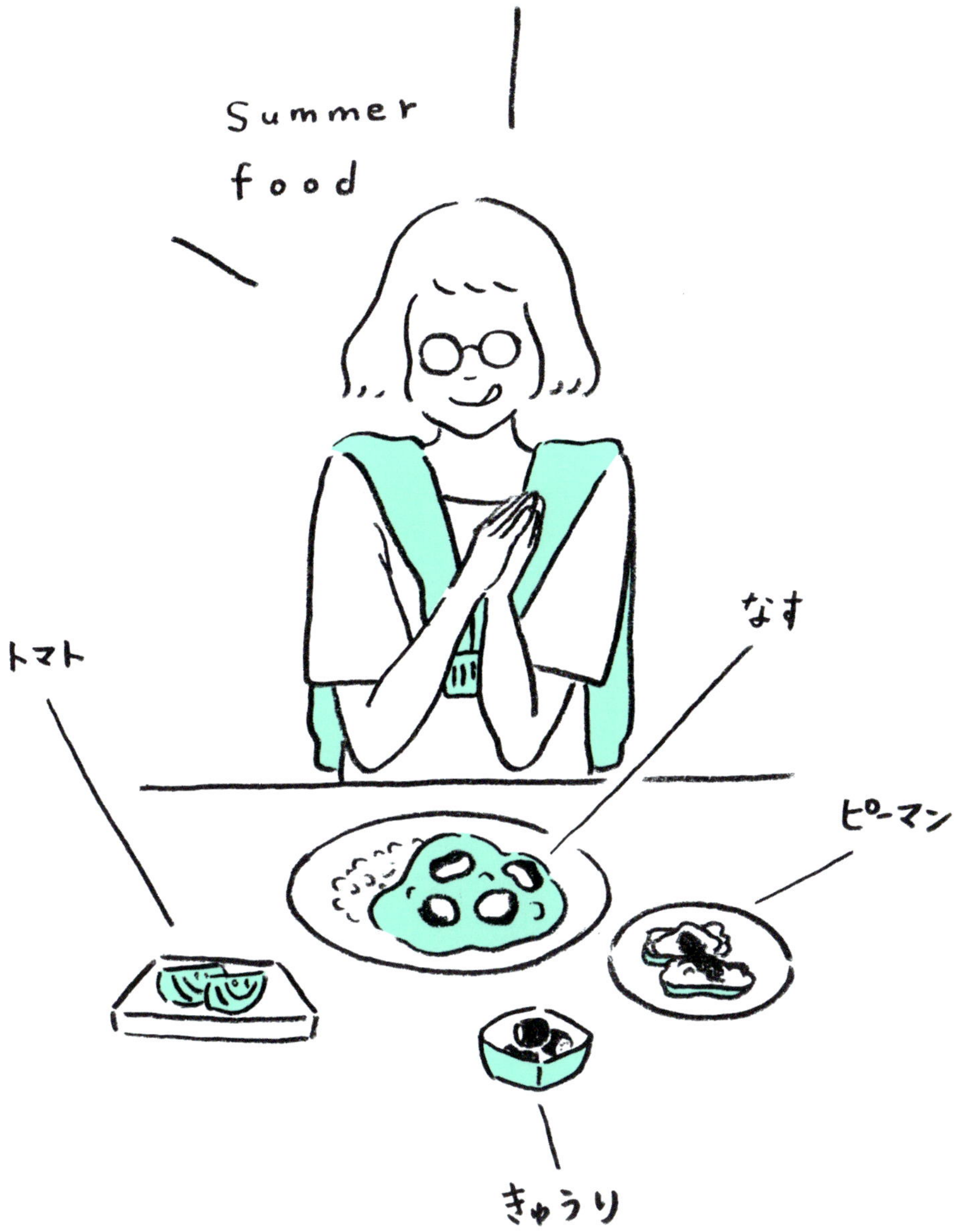
Summer food
トマト
なす
ピーマン
きゅうり

13

Q 旬の食材で陰陽を調和した料理ってなぜおいしいの？

A 自然の変化に添って旬があり、私たちの体も味覚も変化しながら適応しています

旬の食材は、私たちの体の陰陽バランスをととのえる働きがあるだけでなく、生命力が旺盛で栄養分も凝縮していること、またたくさん収穫できるため、安価なのも特徴です。

食べて「おいしい！」と感じるものは、夏なら体を冷やして暑さから身を守り、冬なら体を温めて寒さから身を守ってくれるものといえます。つまり季節が巡るなかで、私たちが生理的に求める味わいも、変わってくるというわけです。

春夏秋冬の旬の食べ物と体の関係を伝える「**先人の知恵**」を紹介しましょう。春は「苦みを盛れ」といいます。春先に生長する山菜や野草には特有の苦みや香り、アクやえぐみがあります。これは冬の間に働きの鈍った体を目覚めさせ、豊富なミネラル分はたまった老廃物を排出する働きも。

夏は「水けと酸味を盛れ」といいます。トマト、きゅうり、なすなど水けたっぷりの野菜で体を冷やし、酸味や辛み、香味などを料理に加えて食欲を促す工夫を伝えるものです。

秋は「糖質を盛れ」といいます。この時季にとれるのは米や雑穀、いも類、木の実や栗など、体にやさしい糖質を含む作物です。夏に消耗した体にたっぷり補給し、冬の厳しい寒さに備えます。

冬は「熱と油けを盛れ」といいます。体を温める根菜類や脂がのっておいしくなる魚類で寒さから身を守り、調理や風味づけには良質のごま油やオリーブ油を使うといいでしょう。

なお湿気の多い梅雨時は「利尿効果のあるもの」を。あずき、梅、玄米茶などがおすすめです。

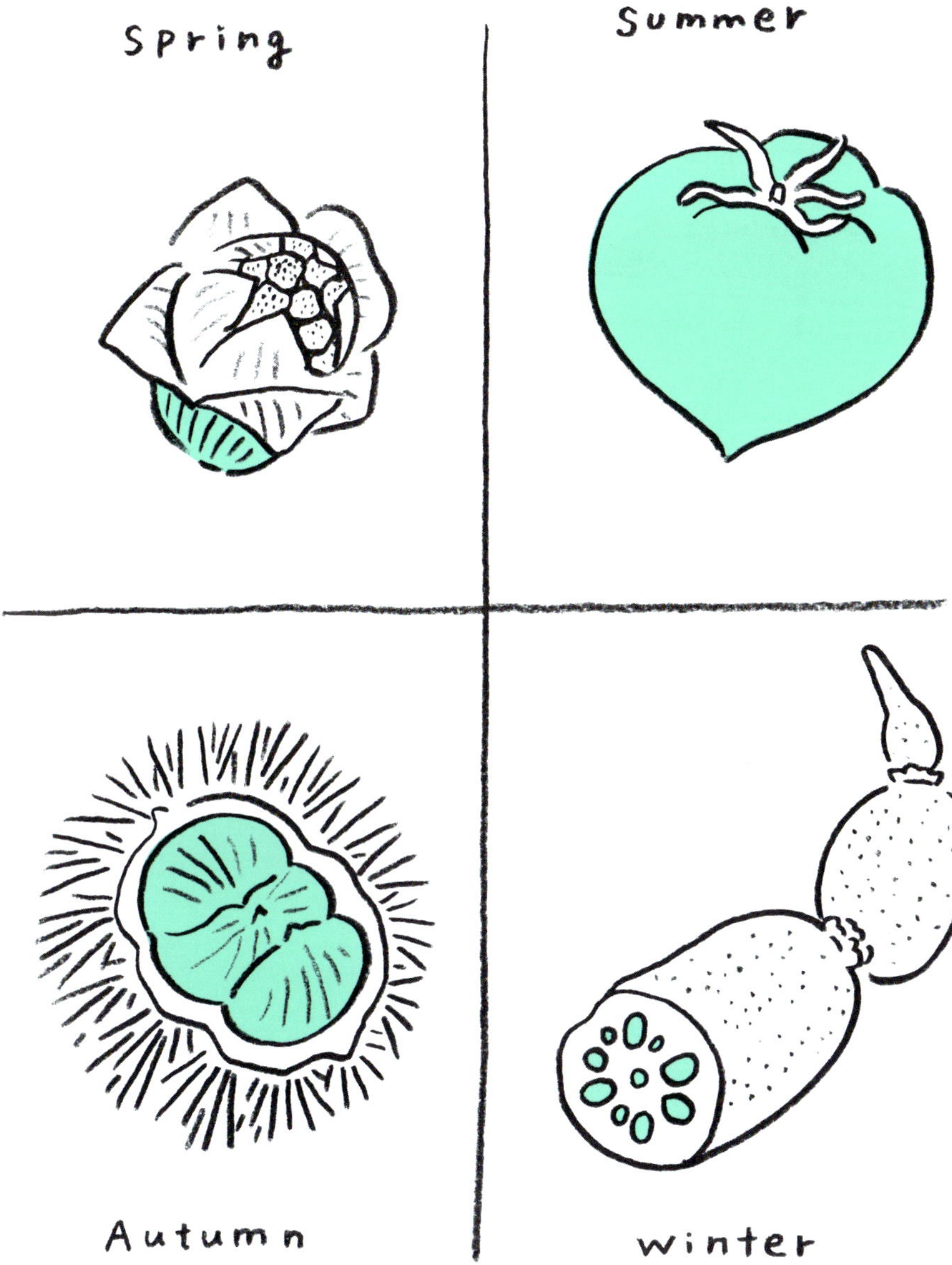
Spring
Summer
Autumn
winter

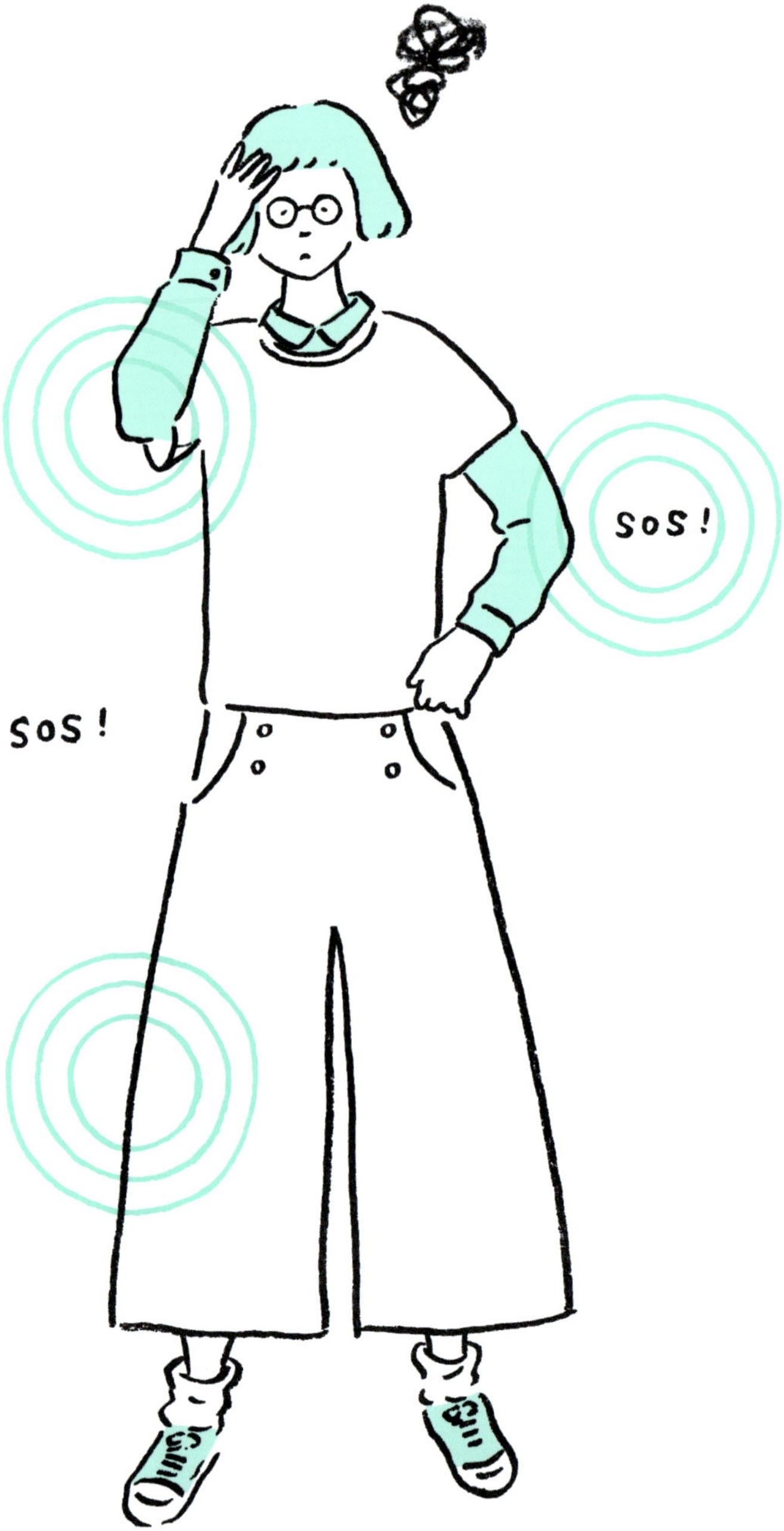

14

Q　陰陽を考えた食生活でどんなことが変わりますか？

A　体からの「声」やSOSを受け取って、体調管理ができるようになります

陰陽調和料理をとることで健康へのメリットは多々ありますが、体力を強化し自然治癒力や免疫力を高める働きがあります。またふだんから自分の体の感覚を大事にすることで、体から発信される「**声**」やSOSを受け取り、体調をととのえながらよい方向に軌道修正することも可能です。

日本では江戸時代に、貝原益軒《かいばらえきけん》の『養生訓』をはじめ、多くの健康書が生まれました。これは現代の予防医学といえ、病気やケガをしないようにと暮らしの中での「養生」の知恵について記したものです。たとえばお腹が痛い、胃が重い、風邪っぽいなど体調がすぐれないときは、おかゆと梅干しを食べたり、くず湯やみそ汁の上澄みを飲んでゆっくり休むことをすすめます。

東洋医学に「未病《みびょう》」という言葉がありますが、いま多くの人が抱える冷え性、肩こり、疲労感、不眠……などが当てはまります。病院で検査をしても「異常なし」とされる症状ですが、これこそ体からのSOS。サインに気づいたら、まず食生活や生活習慣、働き方を振り返って、日々穏やかに暮らすよう養生しましょう。食事による養生をとくに「食養生」といいますが、陰陽調和料理はもちろん、昔から日本の家庭で食べられてきた伝統食には未病を治す知恵が詰まっています。

また虚弱な体質などは遺伝的に受け継いでいることが多く、反応としての体からの声も、たとえば親子で似ています。こんな場合も食事を見直し、弱い部分を補うような料理を作ればいいのです。食材は薬ではなく、副作用もありません。食材がもつ力を生かしてぜひ料理にとり入れてください。

15

Q 「食養生」として伝えられた知恵って、どんなことですか？

A 食養生をめざす「養生家庭料理」の知恵は三つの提案から

かつて「毎日の食事の積み重ねは、生きるか死ぬかを左右するほど重要で、『真剣』を扱うのと同じようなもの。あまり振りかざしてはいけない」と教わりました。食養生は病気を治すためのものではなく、まず家族がおいしく食べて毎日を健康に過ごせるような家庭料理をめざすのが基本です。いわば**養生家庭料理**といえますが、そのための三つの提案をご紹介しましょう。①日本の伝統食を見直す。毎日の食事の基本は、ご飯とみそ汁を中心に魚、海藻、旬の野菜と発酵食の漬物でした。その土地でとれる旬の食材を選び、その力をいただきながら1年を元気に過ごしたいもの。

②陰陽調和の重ね煮のすすめ。伝統食の一つとして、日本には旬の海のもの、川のもの、山のもの、里のものを一つの鍋に入れ、囲炉裏《いろり》などにつるして炊き合わせる「ごった煮」がありました。陰陽調和料理の重ね煮は、現代のごった煮です。ぜひお試しください。

③昔ながらの台所手当てで体調をととのえる。この本では各章の最後に「キッチンからやさしいお手当て」としていくつか紹介していますが、旬の野菜や天然醸造の調味料などには、体にやさしいさまざまな効果や効能があります。まずはその人に寄り添い、思いやる気持ちが手当ての基本。そのうえで、たとえば代表的なおかゆに梅干し、おろししょうがを加えたくず湯など、昔から伝わる治療法として、キッチンにある食材を利用したお手当てがあります。キッチンは家庭の薬局。病院に行く前や薬に頼る前に、家庭でできる手当てを実践してほしいものです。

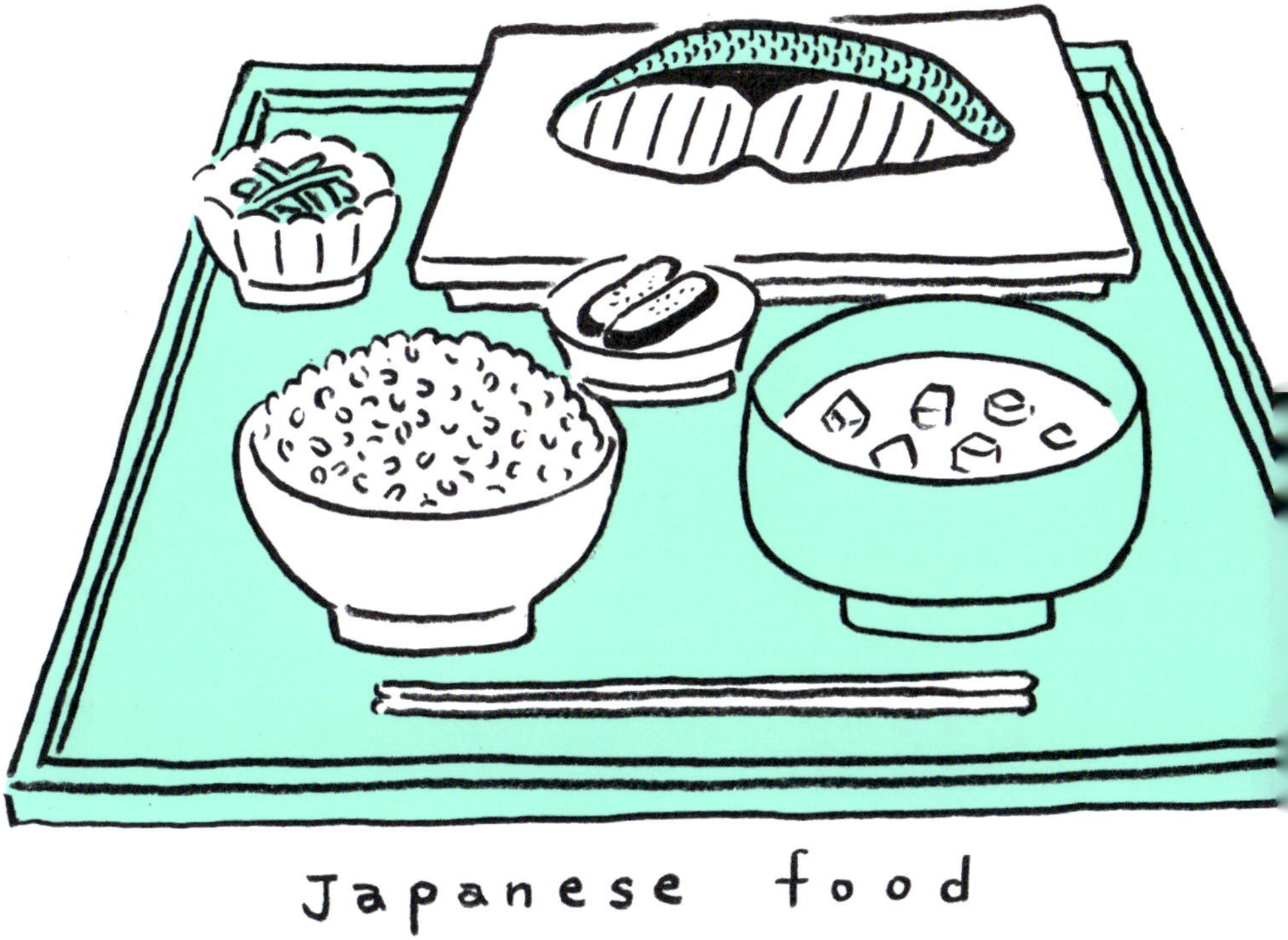
Japanese food

16

Q 陰陽調和料理では食材の産地も考えたほうがいいの？

A 「身土不二《しんどふじ》」といって、地元の旬の食材と伝統食を食べることをおすすめします

「**身土不二**」という言葉をご存知ですか。身は体、土は環境を含めた大地をさし、不二は別のものではないという意味。つまり私たちの体と生まれ育った土地とは同じ性質をもち、双方は密接なつながりをもっていて切り離すことはできないという考え方です。似たような意味で「三里四方のものを食べると健康によい」という昔からの言い伝えもあります。

ここで日本人がその土地土地に築いてきた食文化を振り返ってみましょう。寒い地方では体を温める料理が根づき、暑い地方では体を冷やす料理の工夫や、いたみやすい料理に対する保存の知恵

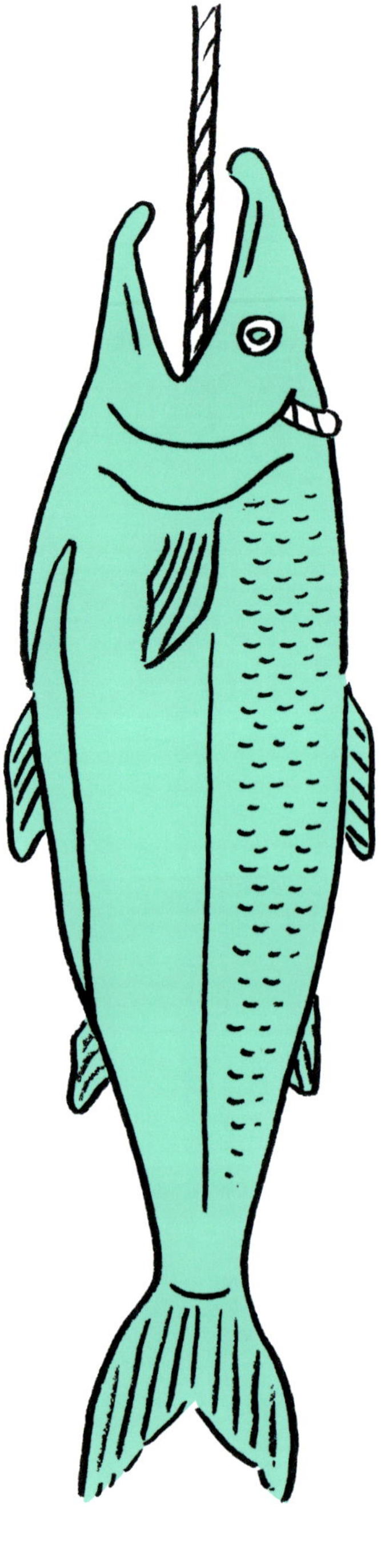

なども見られます。作物も同様、その土地の気候、風土、環境に適したものが育ちますから、地域によって個性豊かな料理が生まれます。

また私たちの体も、どんな地域で育ったかによって作物と同様、体に合うもの、合わないものがあります。長い時間を経て受け継がれてきた伝統食や郷土食は、その土地に暮らす人々の体に合うことはもちろん、健康を保つための先人たちの知恵も詰まっています。

縦に細長く、南からは暖かい黒潮が、北からは冷たい親潮が流れ込む日本列島。春夏秋冬の気候は豊かな自然をもたらし、大地では米や雑穀が栽培され、海からは魚介や海藻類がとれます。また稲作のできない土地では蕎麦が、寒冷で乾燥した土地では小麦や大麦などが栽培されてきました。

いまこそ、日本各地で育まれた食文化を見直して、毎日の食卓にとり入れたいものです。

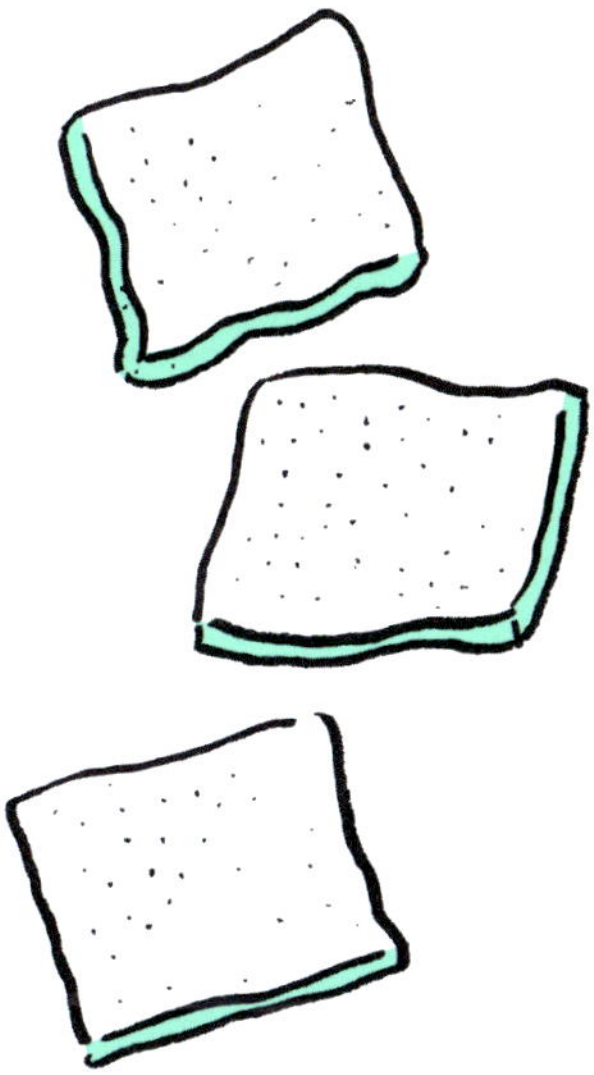

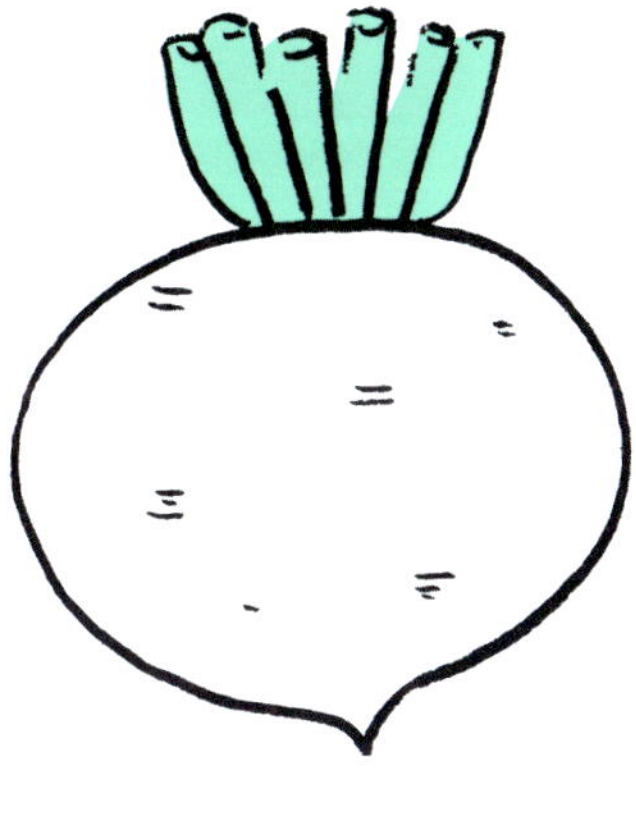

17

Q 「身土不二」は世界各地にもあるのでしょうか？

A 世界の人々が食べている主食を見ると、その地域性が見えてきます

いま日本では「朝食はパン」という人が多いようです。でもパン食が普及したのは、戦後の昭和30〜40年代あたりから。長い歴史を通じて、日本人が食べてきた主食は米や雑穀でした。世界の人々にとっての「身土不二」を考える場合も、**主食**を見るとよくわかります。

東南アジアは日本同様、日照時間も多く湿度の高い地域です。稲作に適した気候ですから、ご飯食（穀粒）を中心に、米を加工した穀粉製品などが主食となり、魚食文化が育っています。

寒冷で乾燥した地域（中欧からアフリカ北部あたり）では小麦、ライ麦、大麦などが育ち、穀粉のパンやパスタなど粉食が中心。南米ペルーの高地ではじゃがいもがインディオの人々の主食となり、昼夜の温度差が激しい乾期に凍結乾燥させた保存用のものも含めて通年食べられています。

穀類が育たない地域や農耕の習慣がない地域では、採集狩猟あるいは畜産することで家畜から肉や乳を利用した食文化が生まれています。

また極寒や極暑の地域に見る食の知恵は、陰陽の関係から見ても理にかなっていて、その地に住む人々の健康を守っています。たとえば陰性のツンドラ地域で暮らすイヌイットの人々は、アザラシなど陽性の肉食で体を維持。またインドの人々は、陽性の暑さから身を守るため、陰性のスパイスを多用したカレー料理を食べて体調をととのえます。

世界の人々も風土や環境に適応した食文化を築き、受け継いできたことがわかります。

インド・カレーの スパイス
cinnamon
cardamon
Laurel
cumin
coriander
Ginger

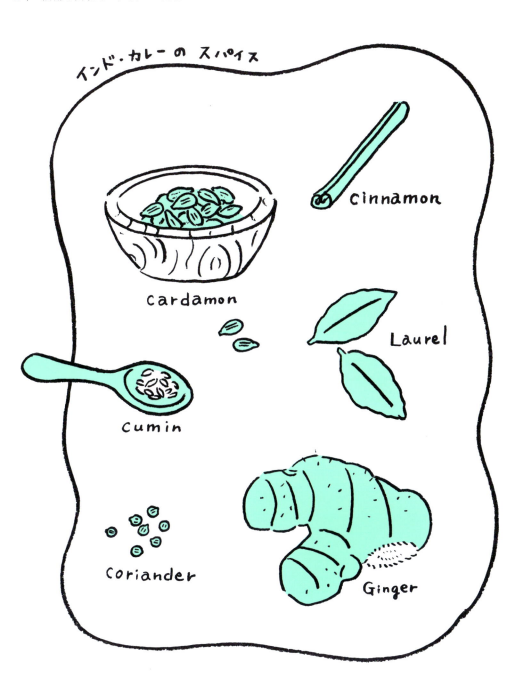

18

Q 野菜が多い陰陽調和料理は下ごしらえや調理がたいへん？

A 丸ごと食べる「一物全体食《いちぶつぜんたいしょく》」なので皮むきやアク取りは不要。手間なしです

確かに肉や魚と比べると、野菜は調理をするときのひと手間がかかると思われます。

ところが、陰陽調和の料理は「**一物全体食**」という考え方です。自然界にはすべて陰陽があり、生きているものすべて、私たちの体も食材も陰陽のバランスがとれて存在しています。

つまり野菜類も、全体として調和しているため不要なものはありません。健康を保つためにも、一つのものを丸ごといただく全体食をすすめます。基本的に野菜は皮をむかず、水や酢水にさらすアク抜きも、調理の途中で出るアク取りもしません。

野菜は丸ごと調理することで、本来の味が出て栄養やエネルギーもとれ、さらにアクは味に深みを添える野菜の個性と考えます。たとえばれんこんのアクには、ポリフェノールの一種であるタンニンが含まれ、消炎・止血・収れん作用があります。れんこんの節や根、皮などを丸ごとすべて食べることで、れんこんがもつ栄養やエネルギーをいただくことになるのです。

ただし、里いもは皮をむきます。じゃがいもは皮がいたんでいるものは皮をむき、芽の部分はていねいに除きます。山菜や野草、たけのこなどは従来どおりのアク抜きをしてください。

一物全体食ができる食材は旬の野菜、玄米、小魚、海藻類など。とくに玄米は外側の籾殻《もみがら》だけを除いたもので一粒一粒に生命力があるため、適当な量の光と水があれば芽を出し、根が伸びてきます。まさにエネルギーに満ちた「生きている米」。また海藻類はミネラルやビタミンの宝庫です。

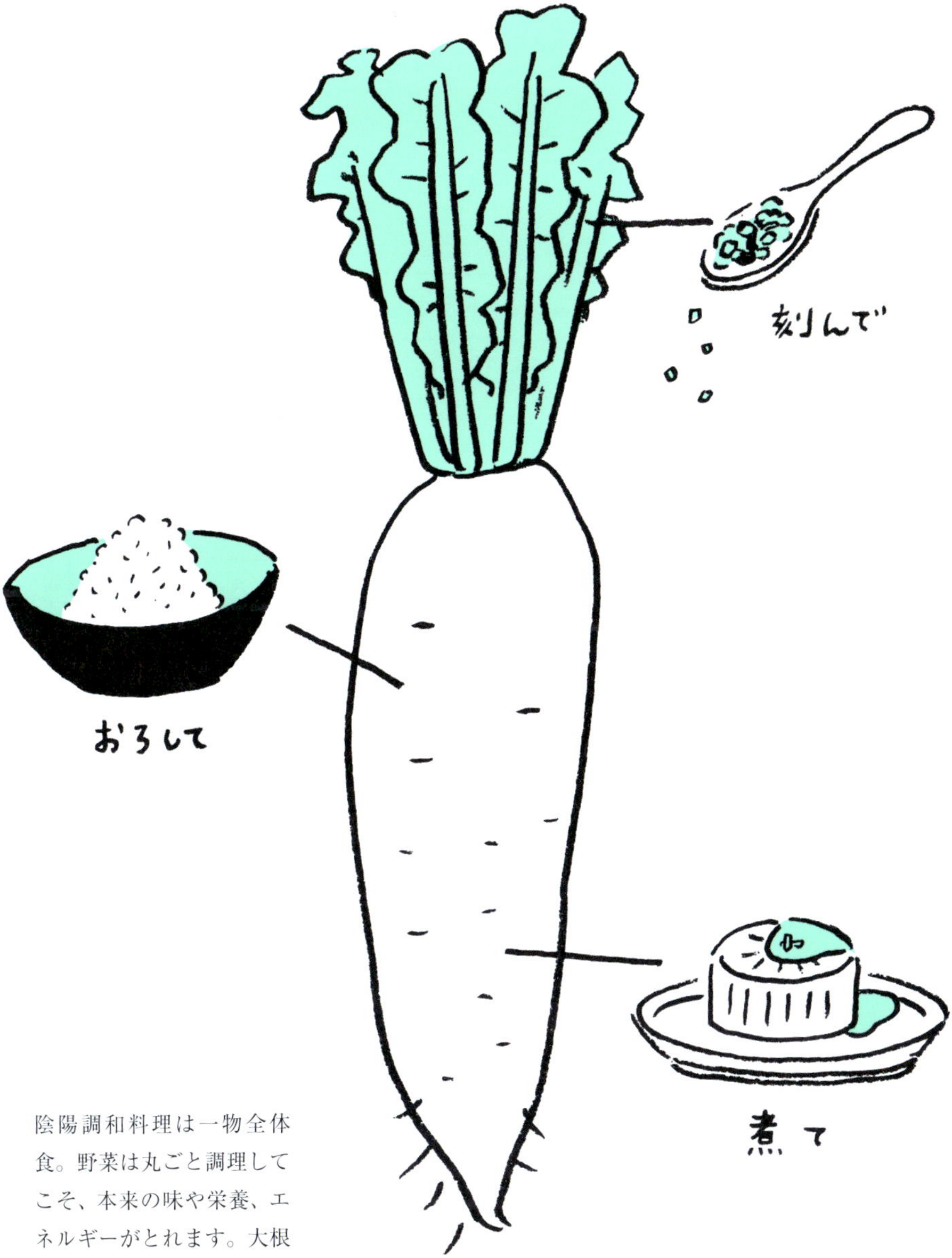

陰陽調和料理は一物全体食。野菜は丸ごと調理してこそ、本来の味や栄養、エネルギーがとれます。大根も皮をむかずに調理し、ビタミン満点の葉は捨てずにゆでて利用を。

キッチンからやさしいお手当て ②

飲んで体をととのえる

胃腸が弱っている、便秘気味、疲れがとれないという人に。
玄米がゆや甘酒は、消化吸収がよいので胃腸をととのえ、疲労回復に働きます。

◎炒り玄米がゆ（玄米クリーム）

体力を養ったり、胃腸の弱りを助ける。玄米クリームは離乳食、介護食にも最適。

材料（4人分）
玄米…1/2カップ
水…5カップ
塩…小さじ1/3

1 厚手の鍋か土鍋に分量の水を入れ、強火にかけておく。
2 玄米は洗わずにそのまま炒る。フライパンを熱し、玄米を強火で炒る。玄米がはねてきたら中火にし、香ばしく麦茶の色になるまで炒る。
3 1が煮立ったら2と分量の塩を加えてふたをし、再び煮立ったら弱火にして50分〜1時間ほど炊く。
4 米粒が十分にはじけてふっくらとやわらかくなったら、全体をよく混ぜてとろみを出し、火を止めて5〜10分蒸らす。
5 玄米クリームは4の粗熱をとってミキサーにかけ、なめらかなクリーム状にする。
6 鍋に5を移して火にかけ、湯適量を加えながら好みの濃さにのばす。

※ 離乳初期や母乳不足の赤ちゃんに飲ませる場合は、作り方5のあとで裏ごし器かさらし布でこして玄米の皮の繊維を除く。

◎甘酒

「飲む点滴」ともいわれ、疲れたときの栄養補給に。夏は冷やして、冬は温めて飲む。

材料（作りやすい分量）
米…1合
水…5カップ
米麹…300g
＊湯温が測れる温度計を用意。

1 米は洗って厚手の鍋に入れ、分量の水を加えて強火にかける。沸騰したら弱火にし、50分くらい煮る。おかゆが炊けたら、水4カップ（分量外）を入れてよく混ぜる。
2 1の温度が均一になったら麹をほぐし入れ、混ぜながら温度計を入れて60度になったら火を止める。
3 2を炊飯器の内釜に移し、ふた[※1]を完全に閉めないようにして保温の状態で半日おく。
4 糖化[※2]により甘みが出てとろりとしたらできあがり。保存容器に移す。

※1 保温は内釜にふきんをかけて上に箸2本を渡し、ふたをして重しをのせる。このすき間で温度がほぼ一定に。
※2 糖化させるには60度前後を保つことがポイント。55度以下になると雑菌が繁殖して酸味が出るので注意。
※ 炊飯器の「おかゆ」モードで炊いて、あとは同様にして作ってもOK。

3章
毎日の料理の
基本はシンプル

19

Q　私たちは食べたいものを食べすぎているの？

A　なにをどのくらい食べたらいいのか――ヒントは歯をご覧ください

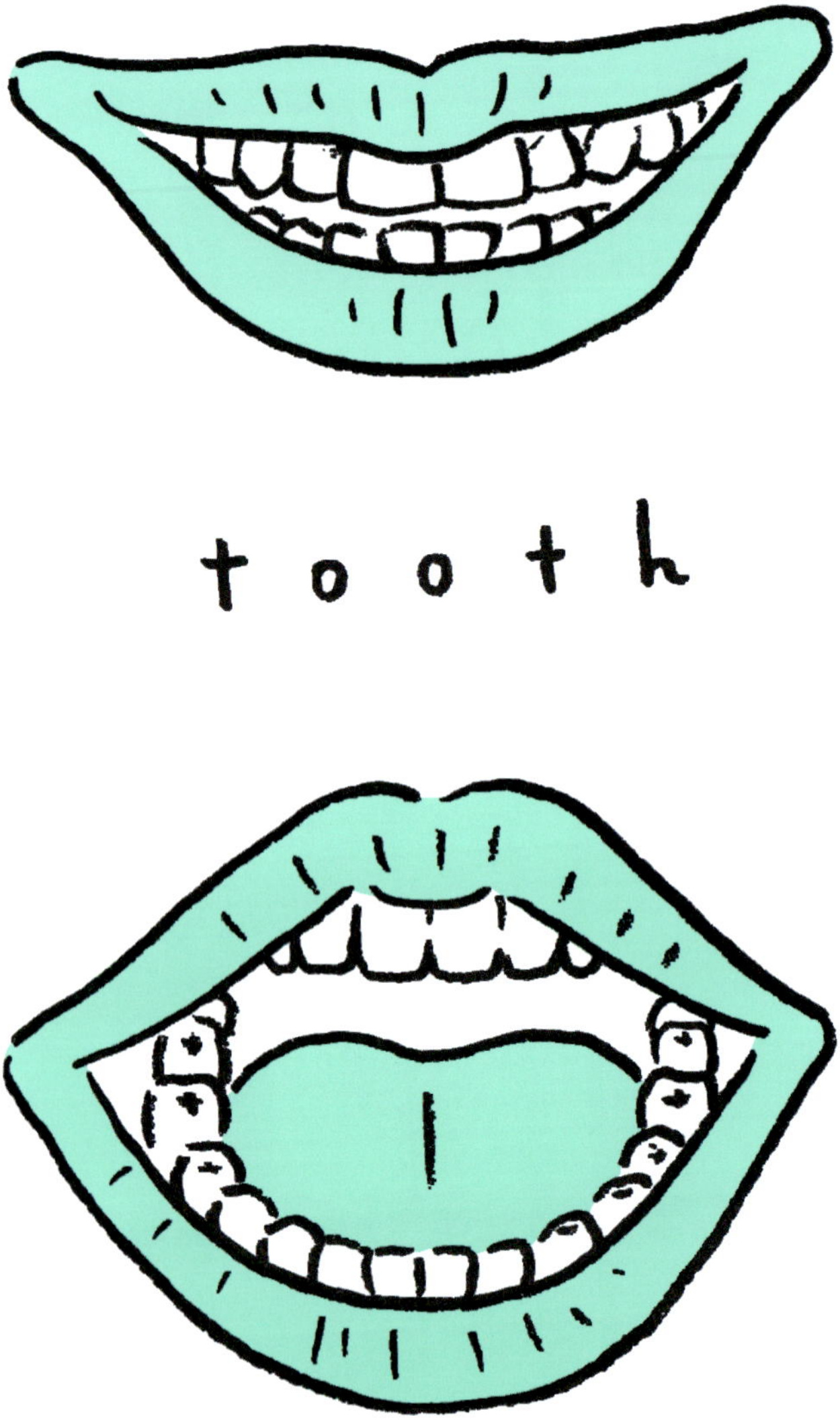

かつていわれた「飽食の時代」という言葉。最近はあまり耳にしませんが、一人一人の食生活は改善されてきたのでしょうか。身の回りには相変わらず食品も食材もあふれていて、日々なにをどのくらい食べたらいいのか、という思いは頭の片隅にいつも残っているかもしれません。

この疑問に対する答えは、意外にも口の中にあります。自然界の中で生きる一つの存在・ヒトとして、歯の構成を見れば食べるべきものがちゃんと示されているのです。

私たちの歯は、永久歯が生えそろうと上下16本ずつ、合わせて32本です。このうち20本が臼歯《きゅうし》です。８本が切歯《せっし》、残り４本が犬歯《けんし》です。臼歯は文字どおり臼《うす》の形で縁がやや高く、中が少しくぼんでいます。上下の歯をかみ合わせると、ここに穀物、豆類、木の実などが収まり、すりつぶしてかみこなすのに適した構造をしています。切歯は野菜やいも類、海藻類をかみ切る歯で、犬歯は魚介類や肉をかみちぎる歯です。また顎《あご》の動きからも臼歯の役割が理解できます。私たちは食物を咀《そ》嚼《しゃく》するとき、顎を上下に動かし左右にもある程度動かすことができます。これで臼歯はかみくだく、すりつぶすという働きがさらに可能になるのです。

臼歯が20本、切歯が８本、犬歯が４本。この割合を大まかに考えると穀物５、野菜２、魚介類１となります。約１５０万年前に火を発見し、道具を使って調理を始めた私たちの祖先。生物進化を経て獲得したものは、歯が物語っています。この進化に沿った食べ方こそ人間本来のものといえるでしょう。

20

Q　穀物、野菜、魚介類が5・2・1って、いまの食事とは違うけれど、できるかしら

A　人間本来の食べ方に戻すのですが、すぐには無理かも。できることから始めましょう

歯の構成比から見て穀物、野菜、魚介類を5・2・1に——というのは、確かにいまの私たちの食事とはだいぶ違っているかもしれません。

人間も動物も、それぞれ動物体の成り立ちや生理的条件の違いによって、食べるものがほぼ決まっています。これを「食性」といい、たとえばライオンやトラなどの肉食動物や、牛や象、馬、ウサギなどの草食動物の口の中を見ると、種※特有の食べ物や食べ方がわかります。

というわけで、私たち人間の本来の食性も先に示したとおりです。さらにいえば、歯だけでなく唾液についても興味深い話があります。人間の唾液の中にはでんぷん分解酵素のアミラーゼが含まれています。これは肉食動物や草食動物にはないもので、私たちはでんぷんを多く含む穀物の米、麦、穀類や豆類などを食べる動物であるという証拠なのです。

また赤ちゃんは、授乳期にはでんぷんを含まない母乳を飲んでいますが、このときでもすでに成人の10分の1程度の唾液アミラーゼがあるとか。そしてでんぷん（穀物）を含む食事を与えられると、すぐに成人と同じくらいのアミラーゼを分泌するようになるといわれます。

人間の食性に添って、いつもの食事をすぐに「穀・菜・魚」食を5・2・1に切り換えることはむずかしいかもしれません。まずは1日のうちの一食からでも、この割合を意識した献立にしてはいかがでしょう。無理をせず、できるところから始めてみてください。

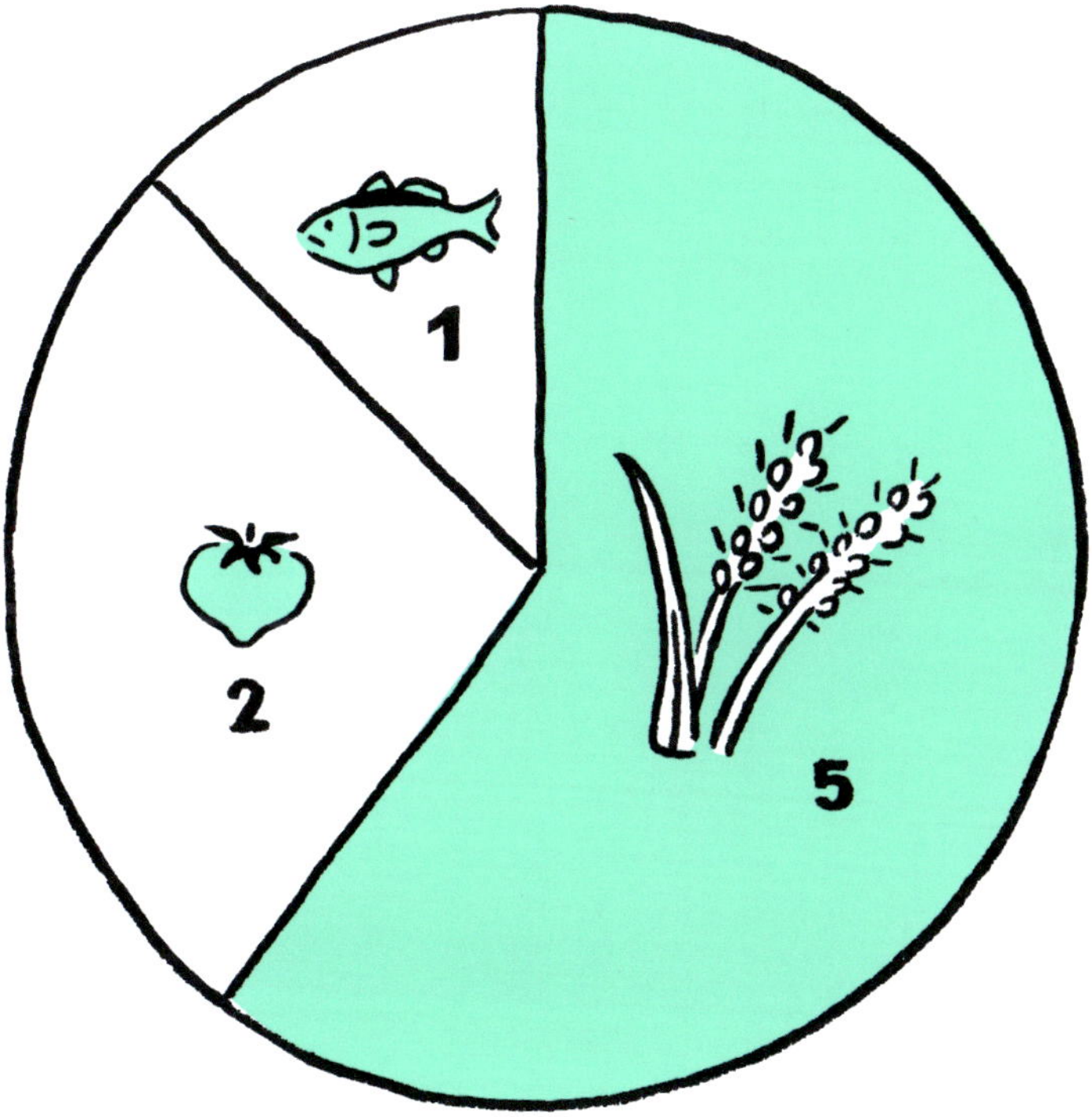

※ライオンと牛の歯の違い
肉食動物・ライオンの歯は、獲物を捕らえてかみ殺すため、犬歯が鋭くとがって牙となり、臼歯は肉をかみちぎるため表面がギザギザで、上下がかみ合うときはハサミのように働きます。

草食動物・牛の歯は、草をかみ切る切歯が下顎だけにあり、上顎は歯がなく、かたく平たい肉質です。いわば下顎の切歯が包丁、上顎がまな板の働きに。また草をすりつぶす奥の臼歯は上下でよく発達しています。

21 Q 食性に添いながら陰陽調和を考えた献立って、むずかしくないですか？

A 基本は一汁二菜。ご飯、汁物、主菜、副菜に漬物（発酵食）を添えて

生理的に体を維持する食事として考えるなら「一汁一飯と香の物」で十分。驚くほどシンプルです。みそ汁とご飯の組み合わせに、香の物としてぬか漬けや塩漬け、または納豆などを添えます。一汁は具だくさんのみそ汁で、旬の野菜にいも類や海藻類など4～5種類の具を入れれば陰陽バランスがとれ、発酵食品のみそと合ってしみじみとしたおいしさです。一飯のご飯は、「一物全体食」（↓44ページ）の玄米でもいいし、分《ぶ》づき米や白米に雑穀を混ぜたものでもいいでしょう。いずれにしても中庸の食材です。

また香の物は漬物などの発酵食品です。これはいま、腸内細菌のバランスをとってアレルギーやさまざまな病気の改善につながると脚光を浴びています。でもこのような研究が進むずっと以前から、先人たちは経験的に日本人の胃腸に合い、体をととのえてくれるものとして、みそ、しょうゆ、酢、納豆、魚醤《しょう》、甘酒、鰹節、くさや……などの発酵食品をつくり、受け継いできました。

さて献立となると、もう少しおかずも欲しいところです。そこで副食として主菜、副菜の二菜を加えれば、量も味わいも満足いただけるでしょう。主菜には大豆の加工品や旬の野菜、魚介類などを組み合わせ、副菜には旬の野菜を使ったあえ物やお浸し、蒸し煮などがおすすめです。これで四季や情緒、そして健康を維持する献立が楽しめます。一汁二菜に一飯と香の物。季節に添った素材を組み合わせて、重ね煮をとり入れた陰陽調和料理をお試しください。

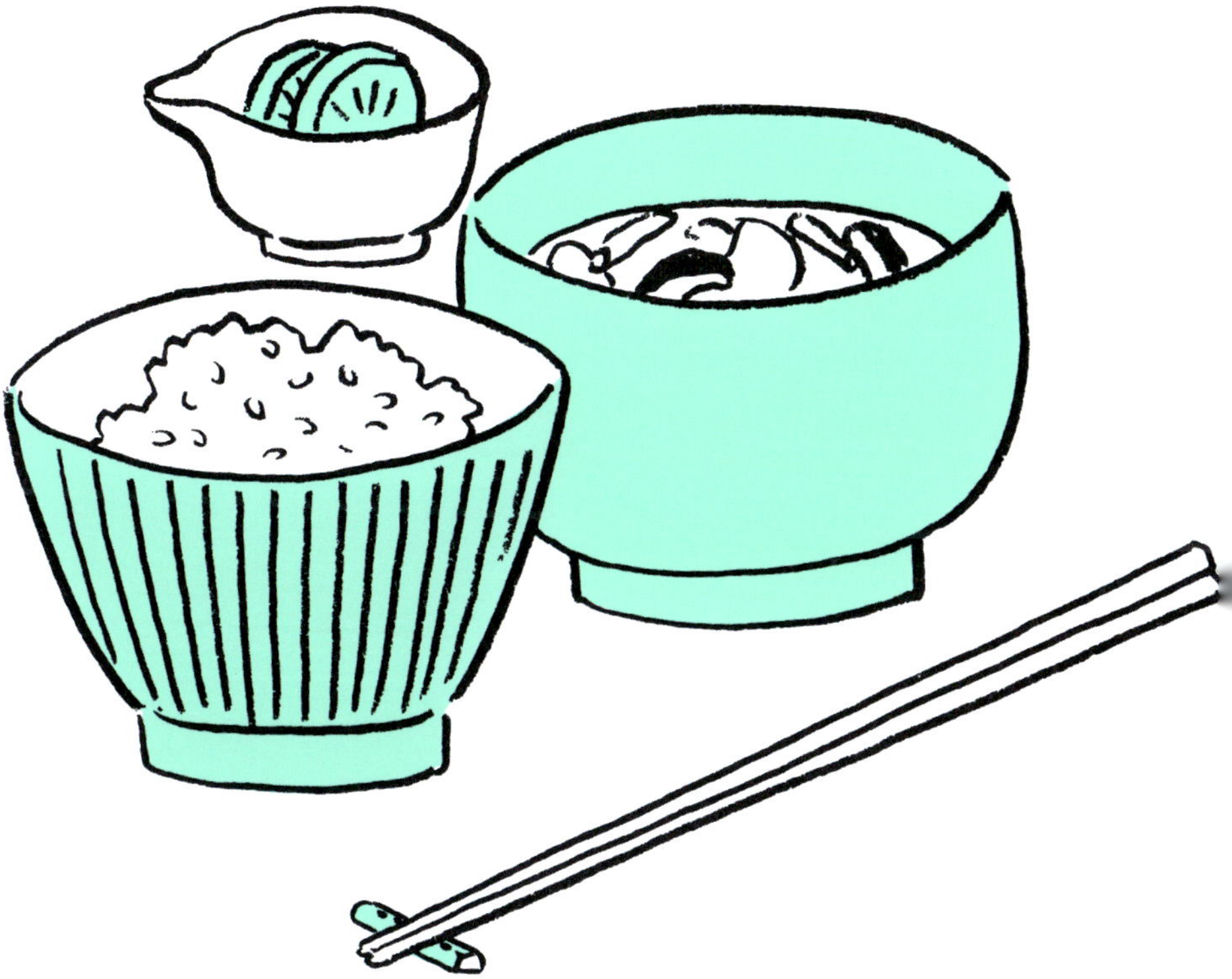

一汁一飯と香の物――基本の食事は具だくさんのみそ汁にご飯、そして香の物と、あまりにシンプル。これで陰陽バランスもとれ、おいしくて栄養面でも理想的なのです。

22

Q　肉類や油脂を使う料理、インスタント食品も好きですが、減らしたほうがいいですか？

A　常食・多食は陰陽バランスを崩します。とりすぎは控えてください

人間の食性に添った食べ方は穀物、野菜、魚介類が5・2・1とお伝えしました。肉類は魚介類の割合と同じと考えます。献立をたてるときに適宜入れ替えればいいでしょう。なお調理するうえで、油脂を多用する料理も避けたいところです。肉類や油脂類のとりすぎは陰陽バランスを崩すことになります。

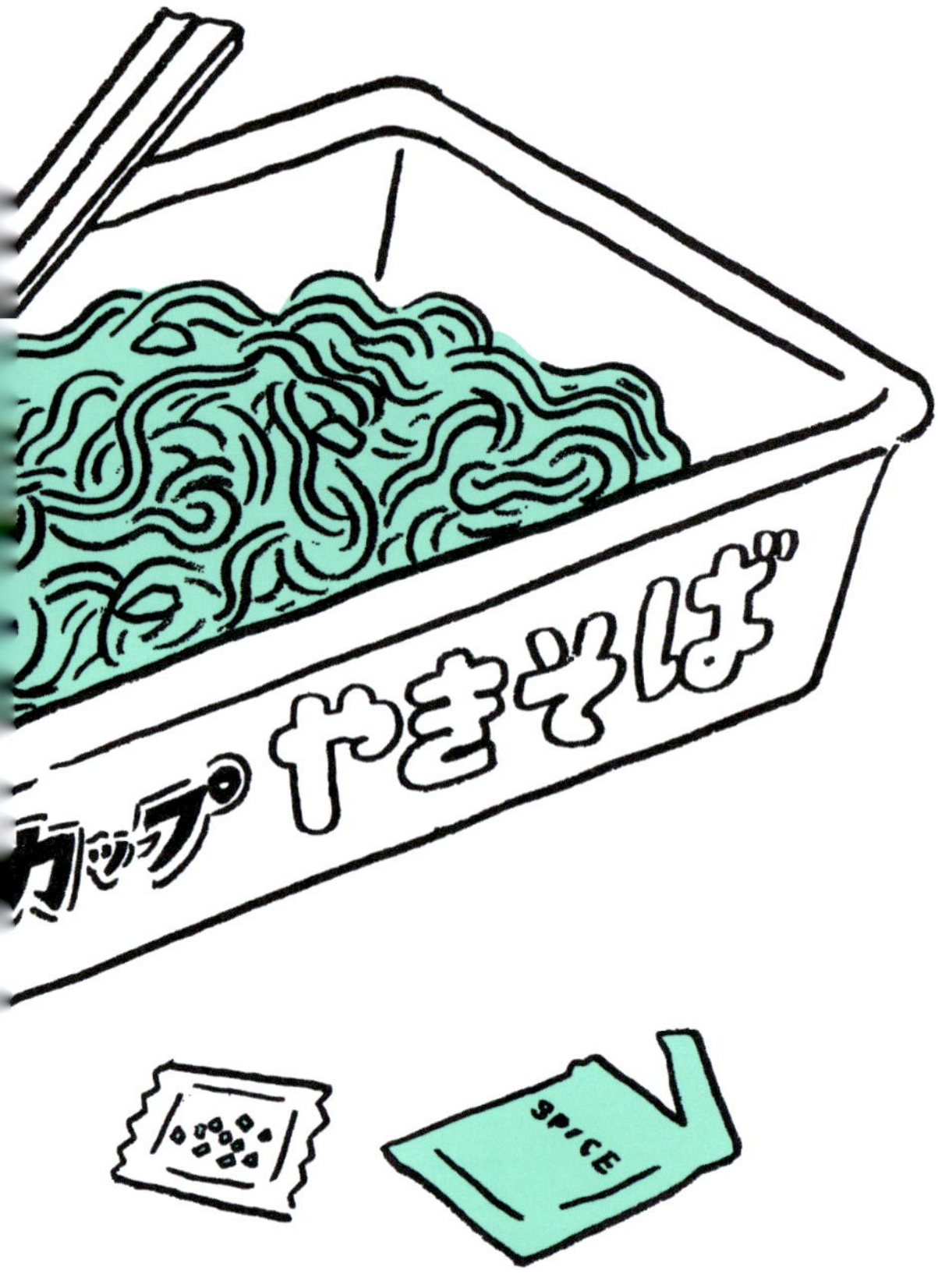

とくに洋食好きという人は、どうしても肉類や油脂類の多食になりがち。肉は確かにすぐエネルギーとなって体を温める働きがありますが、陽が強すぎる食材です。私たち人間も陽性の動物ですから、極陽の肉をとりすぎれば、陰陽バランスが崩れて体調を悪くします。

また油脂類は陰性の調味料です。洋風料理を作ったり食べたりすることが多くなれば油脂類の量も増えていきます。このとりすぎは胃腸に負担をかけることになり、不調の原因に。油脂類を控えることで、疲労感や倦怠感が減少し、アレルギーで悩む人はかゆみが軽減したり、肥満気味の人の体重が減ったりする例もあります。

インスタント食品や加工食品はどうでしょう。これらの食品には味や香り、風味、彩りを添えたり、日持ちをよくしたりするなど、用途に応じてさまざまな添加物が加えられています。こうした化学物質は、なるべく最小限にとどめたいところ。購入時にチェックすることも必要ですが、やはり多食は控えたいところです。

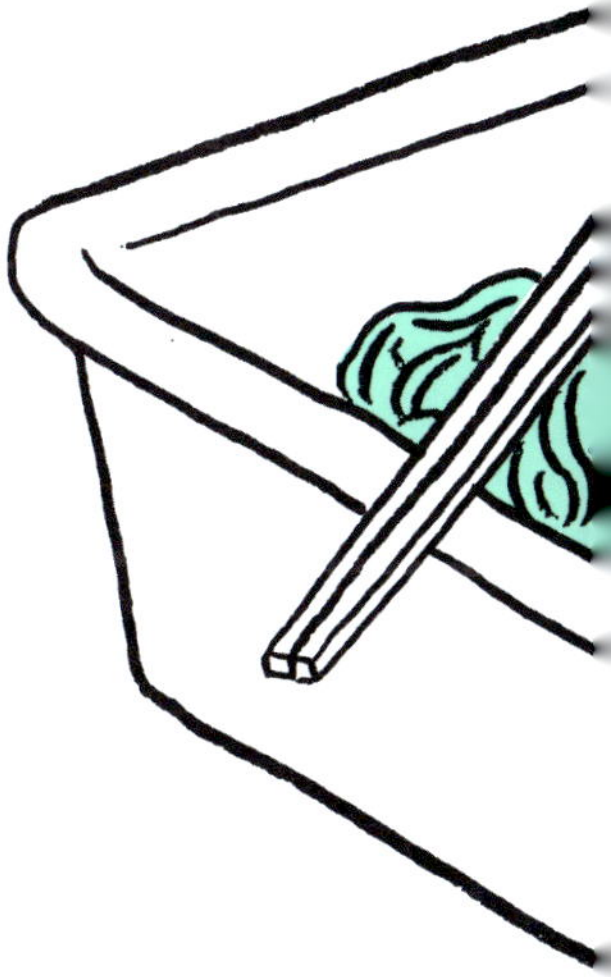

23

Q し好品や牛乳・乳製品をとるうえで注意することは？

A とりすぎは体調を悪くする原因になります。たまに楽しむ程度にしましょう

毎日の料理は「一汁二菜に一飯と香の物」を基本に、とお伝えしました。この中には、し好品や牛乳・乳製品が含まれません。昭和40年代以降からでしょうか、食事はもちろん、し好品も含めて私たちの食生活は大きく変わりました。とくにとりすぎで気になるのが、し好品のジュースやドリンク類、アルコール類など。また牛乳・乳製品も日本人の体質に合わない人が多いのです。

これらは極陰、極陽の食べ物ですから、とりすぎることで体調を悪くしたり、崩したりする原因になります。食習慣を振り返り、とりすぎているものはまず減らしましょう。

し好品のジュースは陰性のくだものが原料ですから、くだもの同様に冷えを強め、さらに100％果汁のジュースも果糖のとりすぎに。また多くの糖類が入っているドリンク類の清涼飲料水やコーヒー、紅茶なども、いろいろな種類が出回っていますが、とりすぎれば中性脂肪となって体調を崩す要因になります。

アルコール類もワインや果実酒は陰性のくだものが原料なので陰性に。陽性の夏は陰性のビール、陰性の冬は陽性の熱燗《あつかん》の日本酒、というように季節や体調に合わせて適量を楽しみたいものです。

牛乳・乳製品はいまやカルシウム供給源として定着。しかし、牛乳を飲むと下痢をする乳糖不耐症の人が少なくありません。牛乳中の乳糖を分解する消化酵素・ラクターゼの分泌が少ないためです。日本人は牛乳になじみにくく、卵の次にアレルギーも多くなっています。また牛乳中の女性ホ

ルモンは女性の第二次性徴を早めることも。陰性の飲み物でもあり、無理にとる必要はありません。

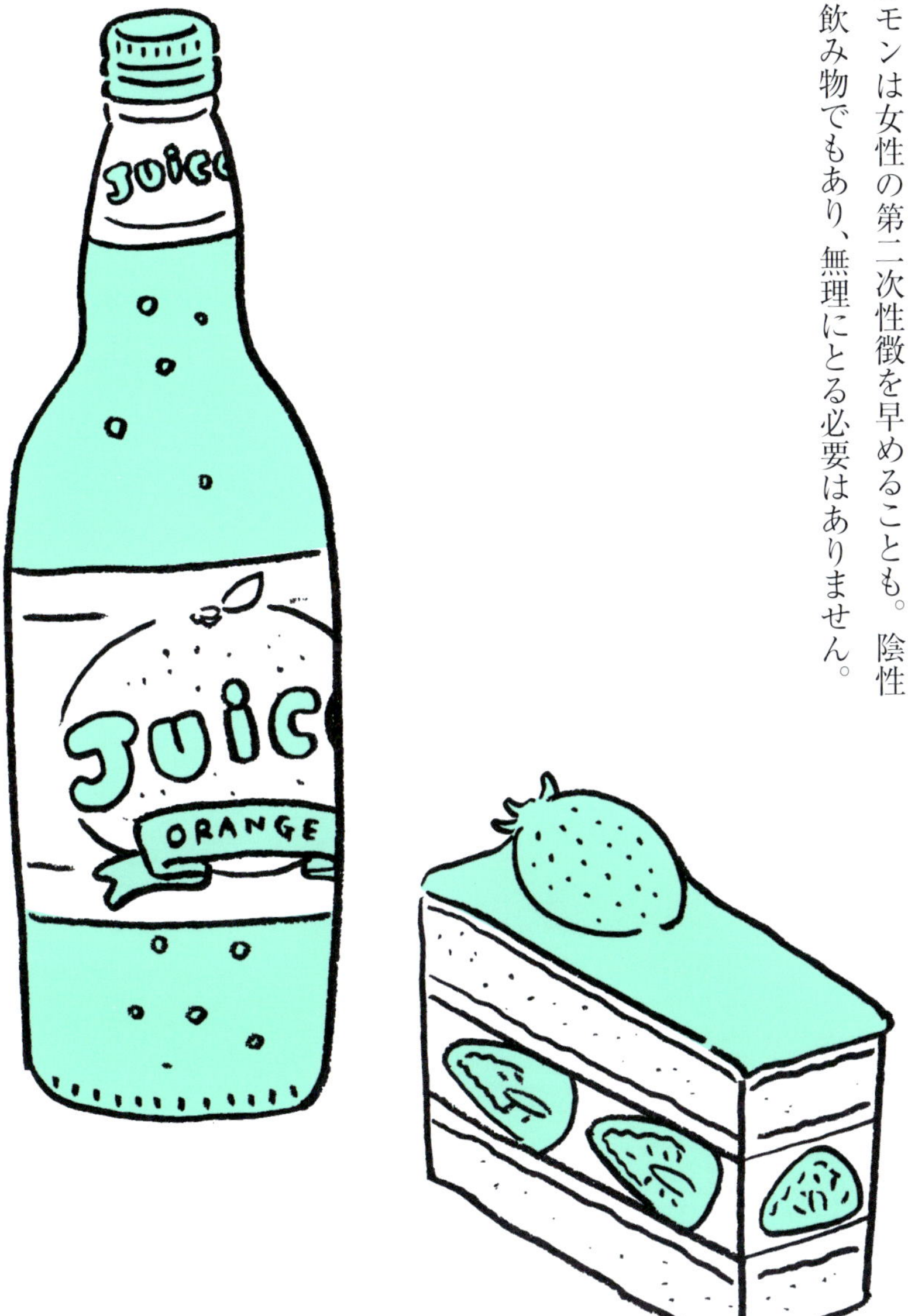

24

Q　体内に蓄積されているといわれる化学物質などは排出できますか？

A　まず胃腸をととのえること。プチ断食なども有効です。

現代人は豊かさや便利さと引き換えに負の部分も背負うようになりました。食品や食材では添加物や農薬、ダイオキシンなど化学物質による汚染、原発事故による放射能汚染などが心配されます。

私たちは地球という生命体の一つの生き物として、動植物の命を糧に食物連鎖によって生かされています。この過程で健康な体を維持するには消化・吸収・排出の一連の流れが大切。いわば「食べたら出す」という流れですが、スムーズに行うにはまず胃腸をととのえることが鍵となります。

昔から「胃腸の弱りは万病をつくる」という言葉があります。食べ物と直接関係する消化管は、口に始まり肛門で終わる1本の筒のようなものです。小腸と大腸は食べ物の消化・吸収とともに、特殊な内分泌系や免疫系、さらに脳から独立した神経系も存在しています。たとえば食べすぎや空腹では吐き気や痛みを、悪いものや毒物が胃や腸に入ったときは嘔吐《おうと》や下痢を起こして体外に排出。これらは胃腸に存在するセンサー細胞が感知した結果です。胃腸をととのえるための養生の基本としておかゆと梅干し、くず湯、梅しょう番茶（↓26ページ）のような手当て食をおすすめします。

またプチ断食も有効です。人類の歴史は飢餓と隣り合わせで、私たちの遺伝子の中には20億年前に獲得した飢餓対策遺伝子があります。「飽食の時代」といわれる特異な状況下での食べすぎ、さらに運動不足やストレス、冷えなどが加わり、いまさまざまな病気が発症しています。食べすぎを引き算して胃腸を休めることも大切。60ページで断食の効果と具体的な実践法をご紹介します。

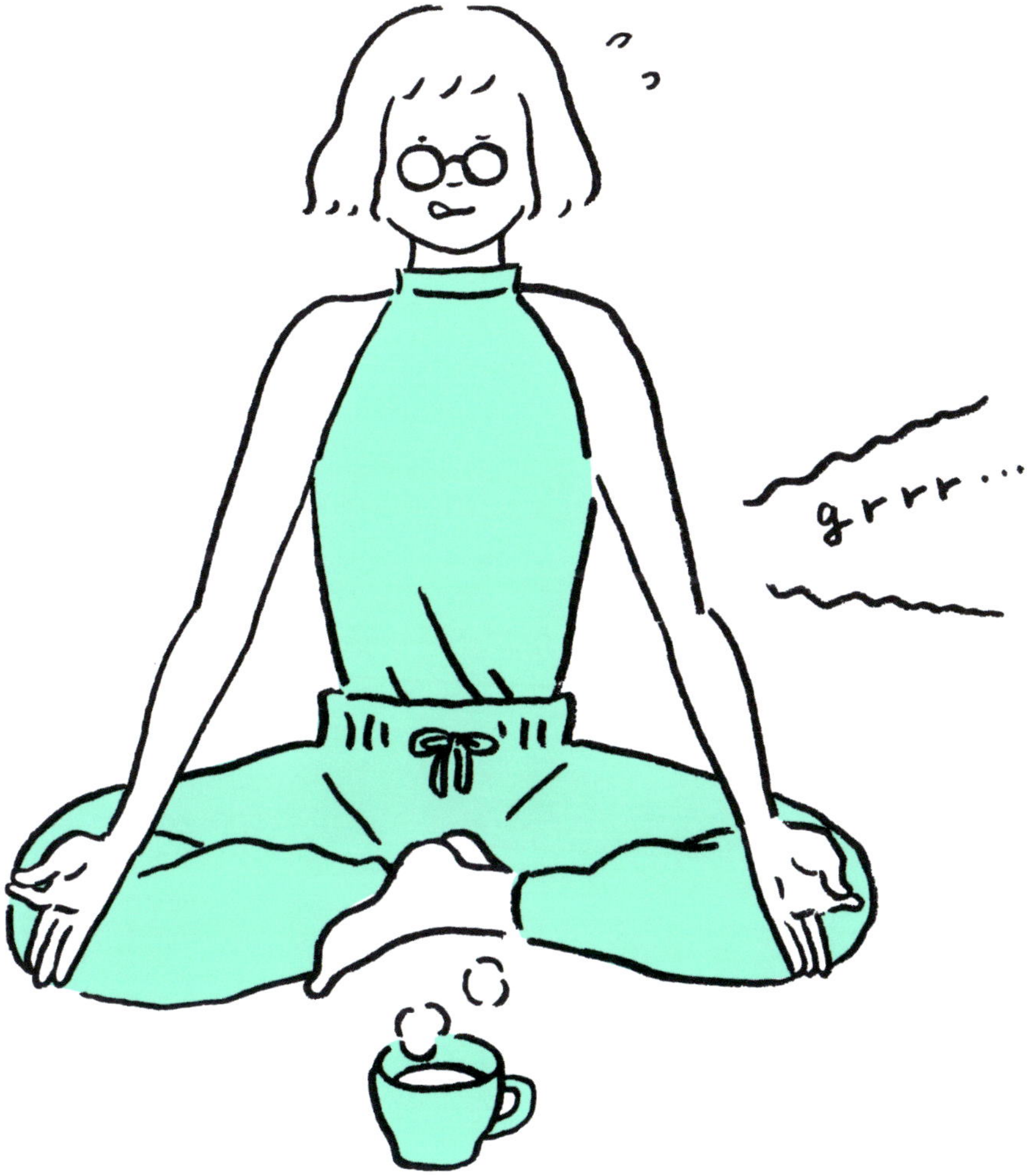
grrr…

ファスティング（超少食断食）の効果と実践方法

私が主宰する「いんやん倶楽部」では、家庭でできる食の養生法の一環として、3～7日間のファスティング（超少食断食）を25年以上行っています。こだわりは家事や育児をしながら家庭でできる断食です。「超少食」とあるように、玄米クリームまたは炒り玄米がゆ（↓46ページ）をベースに、梅干しや甘酒も一定量を食べながら行います。とくに玄米クリームは、玄米果皮の保水性が高まるため胃腸にやさしく、この食物繊維が腸内細菌のえさとなり、不要物の排泄も促します。

ファスティングの効果

ファスティングは生物進化によって私たちの体に仕組まれた生命の神秘を感じさせ、日々の生活の中でよりよい方向に心身をリセットできる養生法といえます。このおもな効果をあげましょう。

1 遺伝子を活性化する。この遺伝子とは飢餓対策遺伝子（サーチュイン遺伝子）のことで、加齢によって増加するともいわれる老化遺伝子の働きを抑えるといわれます。免疫細胞の働きをととのえ、病んだ細胞の修復も。

2 排泄、排毒によって体の大掃除をする。腸内環境をととのえて排泄を促し、腸管免疫を活性化させます。また脂肪層にある環境毒（農薬、食品添加物、合成化学物質）の排毒にも働きます。

3 精神のデトックス効果がある。脳の鎮静化に働き、集中力やリラックス効果を生みます。

ファスティングの実践方法

なんだか元気が出ない、食べすぎ、体が重い、食欲がない、ダイエットしよう、肌荒れ、風邪気味というときなどにお試しください。

半日断食（朝食抜き　前日の夕食後から16時間空ける）

以下、ＡＢＣのどれかを選ぶ

Ａ　番茶…１杯

Ｂ　甘酒…１杯100g

Ｃ　玄米クリーム（または玄米がゆ）…１杯150g
　　梅干し…小１個（または梅しょう小さじ１）

１日断食（水分の制限はなし）

朝　玄米クリーム…１杯150g
　　梅干し…小1/2個（または梅しょう小さじ1/2）

昼　玄米クリーム…１杯150 g
　　梅干し…小1/2個（または梅しょう小さじ1/2）
　　甘酒…１杯100g

夜　玄米クリーム…１杯150g
　　梅干し…小1/2個（または梅しょう小さじ1/2）
　　りんごすりおろし…1/4～1/2個分

- できれば、断食前後の体重、体温、尿の回数、体調などを記録するとベストです。
- 断食を実行した翌日は、高カロリーで油っこい食べ物や肉類、甘いもの、アルコールは避け、和食（ご飯、みそ汁、納豆などの発酵食品）にします。
- 病気の人や薬をのんでいる人は半日断食、１日断食を実行しないでください。
- 玄米がゆ、玄米クリーム、甘酒の作り方は46ページを参照。
- 梅しょうの作り方は26ページ（「梅しょう番茶」作り方２まで）を参照。

キッチンからやさしいお手当て ③

食べて体を治す

体調がすぐれない、食欲不振、ストレスなどで不眠やイライラがある人に、
まずは基本のスープを。体にやさしく働きながら体調をととのえます。

◎重ね煮の基本スープ

弱った体を改善。スープの上澄みは離乳食や介護食に。ミキサーにかけても。

材料（4人分）

にんじん…中1本→1cmの角切り
玉ねぎ…大1個→1cmの色紙切り
じゃがいも…大1個→1cmの角切り
セロリ…80g→小口切り
キャベツの葉…2枚→1cmの色紙切り
しめじ…50g→石づきごとほぐす
昆布…10cm角1枚→乾物のまま1cm角に切る

（上図の材料に加えて）
水…3～4カップ
塩…小さじ1強
こしょう…適量

1 鍋に図の材料を重ね入れ、水（全量ではなく材料の7～8分目を目安に）と塩（全量ではなく一つまみ）を加えてふたをする。強火にして煮立ったら火を弱め、やわらかくなるまで10分煮る。
2 残りの水を加えてひと煮し、味をみて残りの塩とこしょうを加えてととのえる。
3 全体を混ぜてさらに3～4分煮る。

◎さつまいものポタージュスープ

胃腸の弱い人や乳製品アレルギーの人に。旨みが生き、食物繊維が便通を改善する。

材料（4～5人分）

白みそ…20g
玉ねぎ…120g→くし形切り
さつまいも…180g→いちょう切り
セロリ…50g→斜め切り
キャベツ…100g→ざく切り
えのきだけ…50g→2cm長さに切る

（上図の材料に加えて）
にんにく…1片→みじん切り
豆乳…150g
オリーブ油…大さじ1弱
水…2～3カップ
塩…小さじ1弱
黒こしょう…少々

1 鍋にオリーブ油とにんにくを入れ、弱火で炒めて香りを出す。
2 1の上に図の材料を重ねて入れ、分量の水を加えてふたをする。強火にして煮立ったら火を弱め、やわらかくなるまで煮る。
3 ミキサーに2を入れて豆乳を加え、なめらかになるまで撹拌する。
4 3を鍋に戻して火にかけ、水を加えて（分量外）好みの濃度にする。
5 味をみて塩と黒こしょうで調味を。

4章
食材の陰陽を知り、パワーを生かす！

命を育む3つの柱① 水・塩

水は命の源、塩は生命活動に欠かせないもの。確かな目で選びましょう

私たちが暮らす地球は、表面の約7割が海水でおおわれていて、宇宙から見るとあたかも水の惑星のようです。約35億年前「細胞」と呼ばれる小さな生命体は、海から発生したといわれます。人体を構成する水分は成人で体重の60～70％。水は私たちの体の細胞が生きていくうえで欠かせません。また血液中の液体成分（血しょう）も約90％が水で、体中に必要な栄養分を届け、不要になった老廃物などを回収する働きをしています。

では料理に使う水と塩の選び方を考えましょう。水は水道水が便利ですが、消毒のための塩素など有害物質が気になります。浄水器を利用してこれを除いたり、ミネラルウォーターを使う、また可能であれば自然の湧き水や水質検査をした井戸水を使うのもいいでしょう。日本人の体には、日本でとれたその土地の水が合っています。

塩も水と同様に、人間が生命活動を行ううえで欠かせません。人間の体液や血液中には0.8～0.9％の塩分と微量のミネラルが溶け込み、消化・吸収そして体が吸収できなかった余分なものを排泄するなど体の生理作用を円滑に営む働きがあります。

料理で私たちがおいしいと感じる塩加減は0.9％の塩分濃度で、体内の塩分濃度とほぼ同じです。また体内のミネラル比率は、海水中のミネラル比率と同じであるといわれます。

ではどんな塩を選び、どう使ったらいいのでしょう。毎日の料理で使う塩は、海水を天日で蒸発させたり煮詰めたりした、いわゆる「自然塩」がおすすめです。マグネシウムやカルシウムなどミネラル分を多く含み、味に丸みとほのかな甘みがあります。

塩は陽性の調味料で、陰性の野菜類の煮物や蒸し煮、漬物などに加えて陰陽バランスをとりながら、旨みを引き出します。適量を上手に使いましょう。

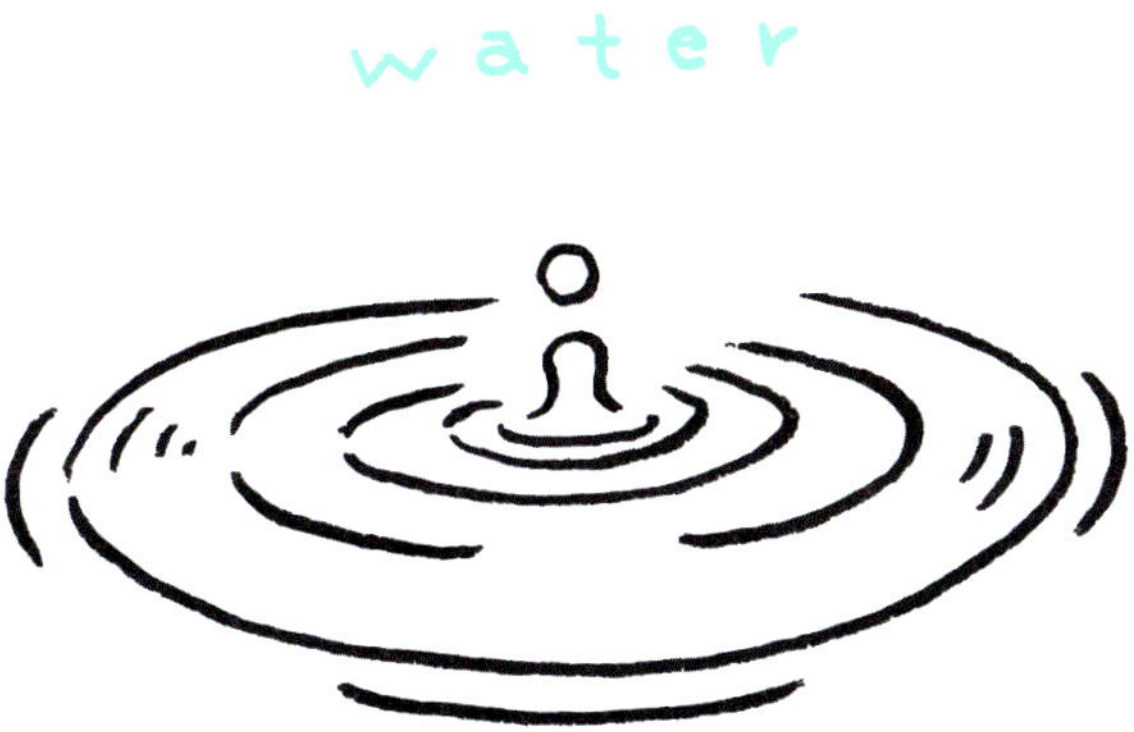

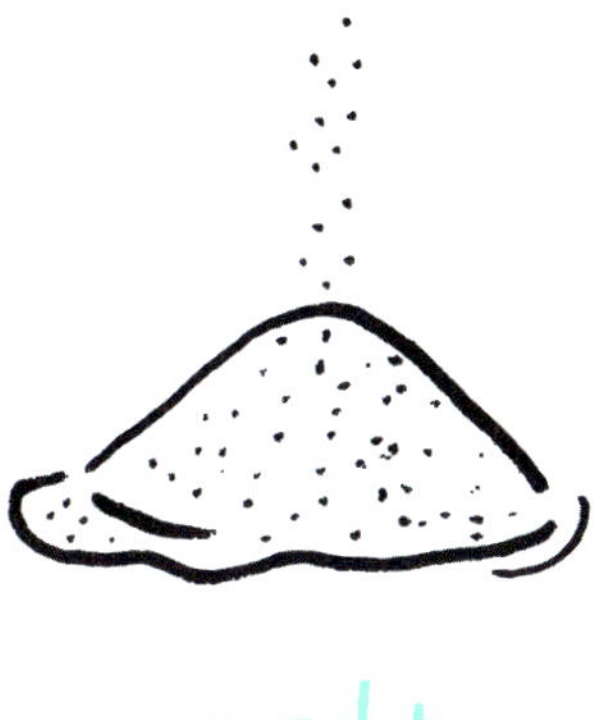

命を育む3つの柱② 穀物（豆）

日本人の命を支え、体をつくってきた穀物。豆類を加えて私たちのソウルフードです

食性に添った食べ方「穀物、野菜、魚介類が5・2・1」のとおり、穀物は古くから日本人の命を支えてきました。「五穀豊穣」を祈る祭事もあるように、一般に五穀といわれる米、麦、あわ、ひえ、またはきび、そして豆を加えた5種類は、私たちのソウルフードといえます。

それぞれイネ科植物の種子と豆はマメ科植物の種子ですが、とくにイネ科の穀物は自然界の植物の中でも高等植物。米はその頂点といわれます。陰の「植物」である穀物と陽の「動物」である人間。この組み合わせは相性がよく、陰陽調和のうえでもベストです。

米は栄養バランスがよく、生命力も強く、体にエネルギーを与えてくれる食物で、陰陽から見て最も調和がとれています。とくに玄米は、一物全体食（↓44ページ）をとるうえでも理想的な食材です。

また麦は大麦、小麦、えん麦《ばく》など多種ありますが、穀粒を加工して使われるものがほとんどです。米と小麦以外の穀物、あわ、ひえ、きびなどは総称して雑穀ともいわれます。どれも生命力が強く、やせた土地や天候不順でも育ち、ミネラル、ビタミン、食物繊維がバランスよく含まれています。初めは分づき米に1～2割程度加えて炊くといいでしょう。

豆類は準穀物と考えますが、これも米と同様に昔から日本人の食生活を支えてきました。大地に

まけば発芽して次の命を育むパワーがあり、豊かな栄養分をバランスよく含みます。

大豆、あずき、いんげん豆、えんどう豆、うずら豆、とら豆……など多種ありますが、豆は必ず一晩水につけてもどします。陰陽で見ると、豆類は陰性の食材になり、豆ご飯などはよい組み合わせになります。また「畑の肉」といわれる大豆は、みそや納豆のような発酵食品としてもなじみ深く、加工食品の豆腐は消化吸収に優れています。

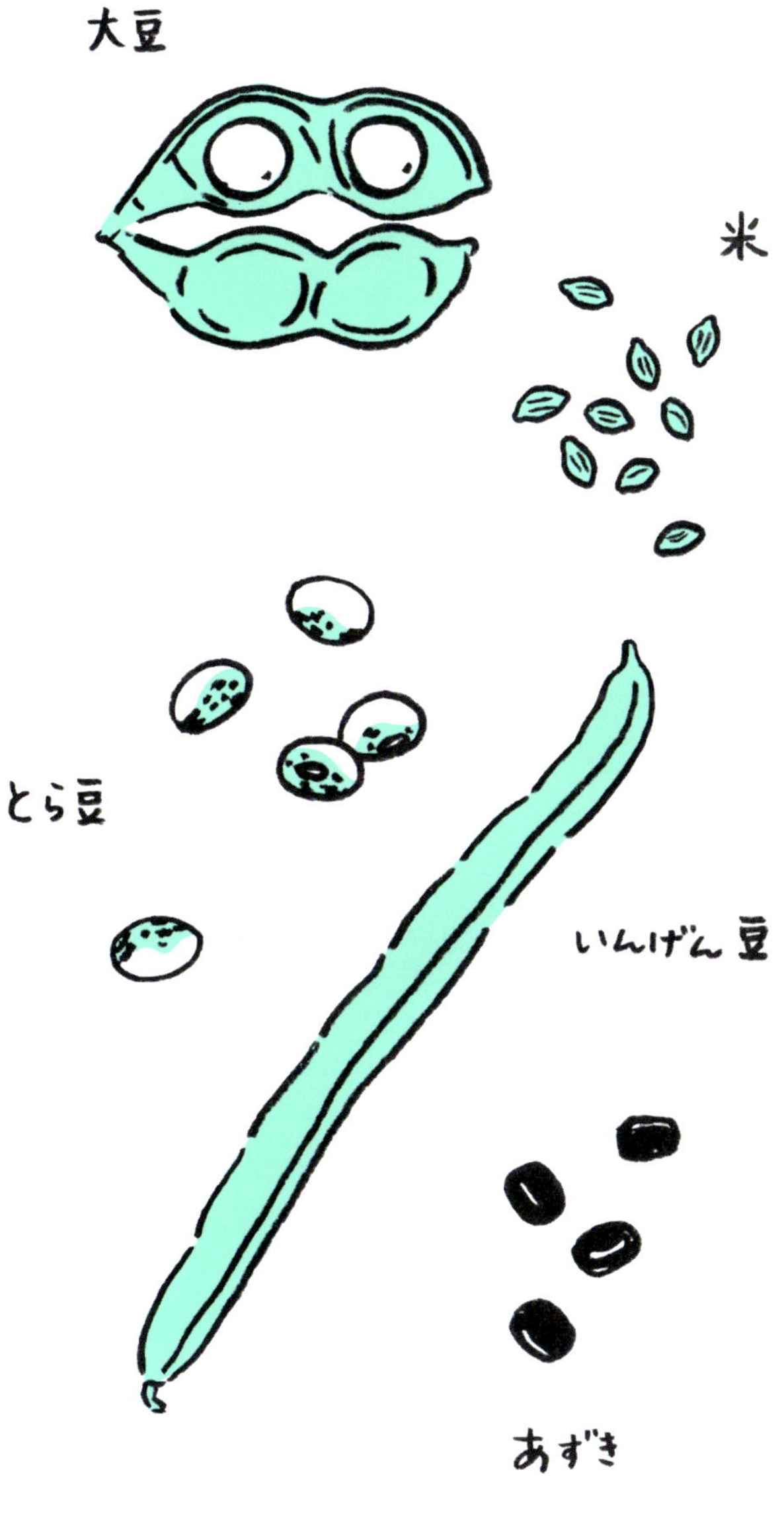

野菜類

野菜は葉や茎を食用とする草本類の総称で「菜」ともいいますが、さらに副食物やおかずを意味することもあります。主食の穀物に不足する要素を野菜で補っていたので、昔の人は親しみと畏敬の気持ちを込めて野菜中心のおかずを「お菜」ともいっていました。

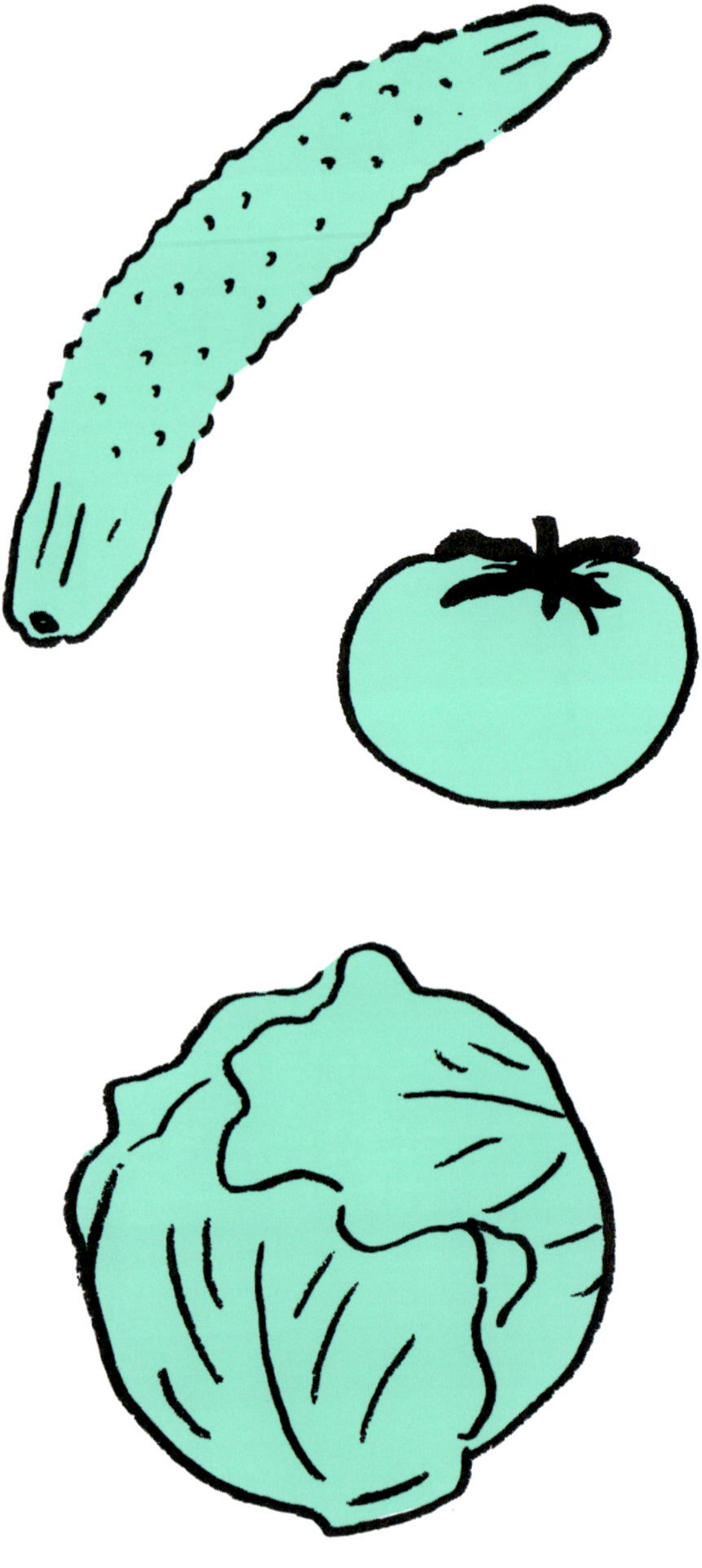

野菜はその形や可食部の特徴によって根菜、葉菜、果菜、いも、きのこなどに大別できます。これらの陰陽については、太陽に向かって上に伸びる葉菜類や果菜類が陰性で、地下に根を張り大地の内部へ奥深く根を伸ばす根菜類が陽性と紹介しました（↓30ページ）。

野菜の陰陽を見極めて、数種を上手に組み合わせながら陰陽バランスをとりましょう。

生野菜の常食は体を冷やしますから、要注意

「美容と健康のために」と生野菜のサラダを食べている人は少なくありません。サラダに使う野菜類の多くはレタスやサラダ菜、きゅうり、トマト、ピーマンなどの葉菜や果菜など陰性が強い野菜です。体を冷やす性質がありますから、夏の暑い時期にはいいのですが、それ以外はスープや炒め物にするなど火を通して陰性を弱めることをおすすめします。

とくに秋から冬にかけての寒い時期は、陽性の根菜と陰性の葉菜をいくつかとり入れて加熱し、温かい料理にして食べることをおすすめします。

また塩を加えて漬物にするときは、陽性の塩と陰性の野菜で調和されますから、火を通す必要はありません。

陰陽調和料理は「一物全体食」（↓44ページ）です。基本的に野菜は皮をむかず、アク抜きも、調理の途中で出るアク取りもしません。野菜は旬のもので、なるべく地元でとれた新鮮で安全なものを選びましょう。

食材の性質、選び方と食べ方

魚介類、肉類

四方を海に囲まれた島国・日本の近海は、南からは暖かい黒潮や対馬海流が北上し、北からは冷たい親潮やリマン海流が南下して、豊かな漁場となっています。春はいわし、桜鯛（まだい）、かつお、あさり、夏はあじ、しろぎす、すずき、いか、秋はさんま、さば、さけ、かき、冬はぶり、たら、ひらめ、あんこう……と四季折々にとれる魚介類は、栄養面で優れていることはもちろん、脂がのっておいしさも満点。先人たちは穀菜魚食の食文化の中で、動物性たんぱく源として多くの旬の魚介類を食べてきました。

陰陽から見た魚介類の見方や選び方を紹介しましょう。選ぶ目安は手のひらサイズほどの魚とお考えください。魚は一般に小さくてよく動く魚ほど陽性です。いわし、きびなご、さんま、わかさぎなどのように細長い姿をしているのも特徴。丸ごと食べられる小さな

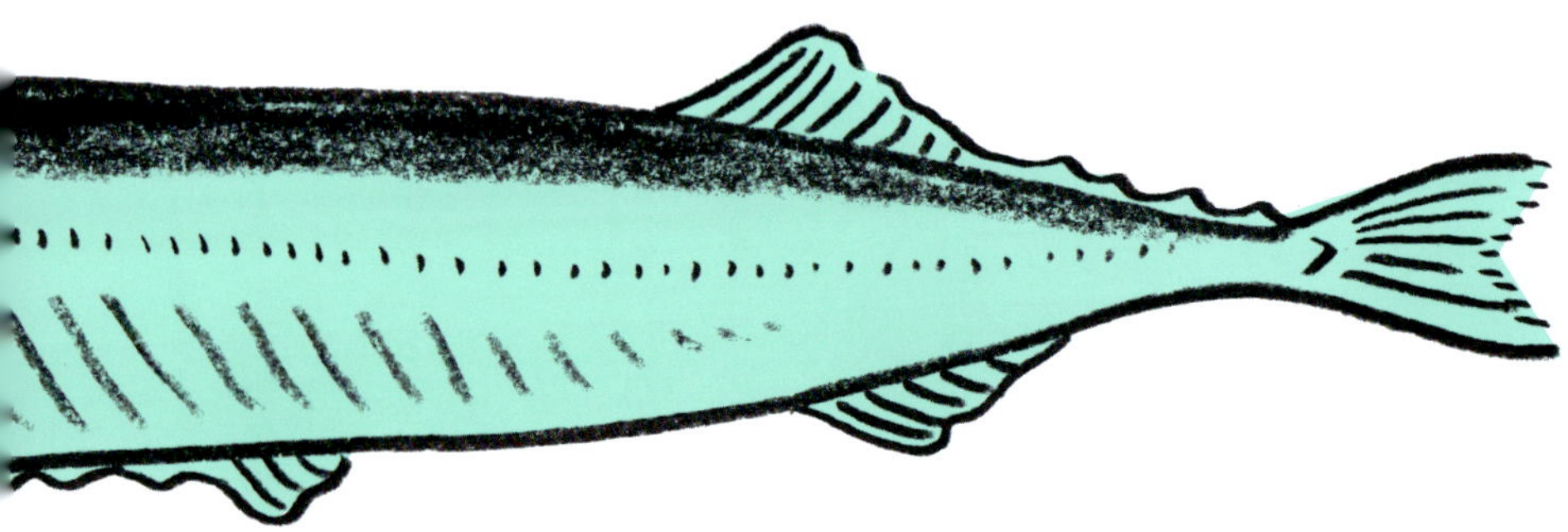

青魚（かたくちいわしやきびなごなど）はカルシウムも多く、子どもたちにもおすすめです。

また大きくて身のやわらかい白身魚は陰性になり、貝類も魚と比べると動きが少なく穏やかなので陰性です。なるべく避けたい魚は、大型魚や輸入ものの養殖魚。内臓はできる限り食べないほうが賢明です。また、まぐろはトロより赤身をおすすめします。

肉類はどうでしょう。16世紀、南蛮貿易とともに肉食も持ち込まれ、貴族や武士などの間でわずかに食されていたようですが、江戸時代には滋養や保温のための「薬食い」と称して町人も肉に親しんでいました。とはいえ、肉を多食するようになったのは戦後のこと。

肉は陽性が強いので、陰性の野菜やきのこ、海藻類などと組み合わせて調理したり、付け合わせにして食べましょう。肉の2～3倍の分量を目安にしてください。陰陽調和を考えると、やはり肉は「楽しみの食」として多食や常食を避けたいものです。

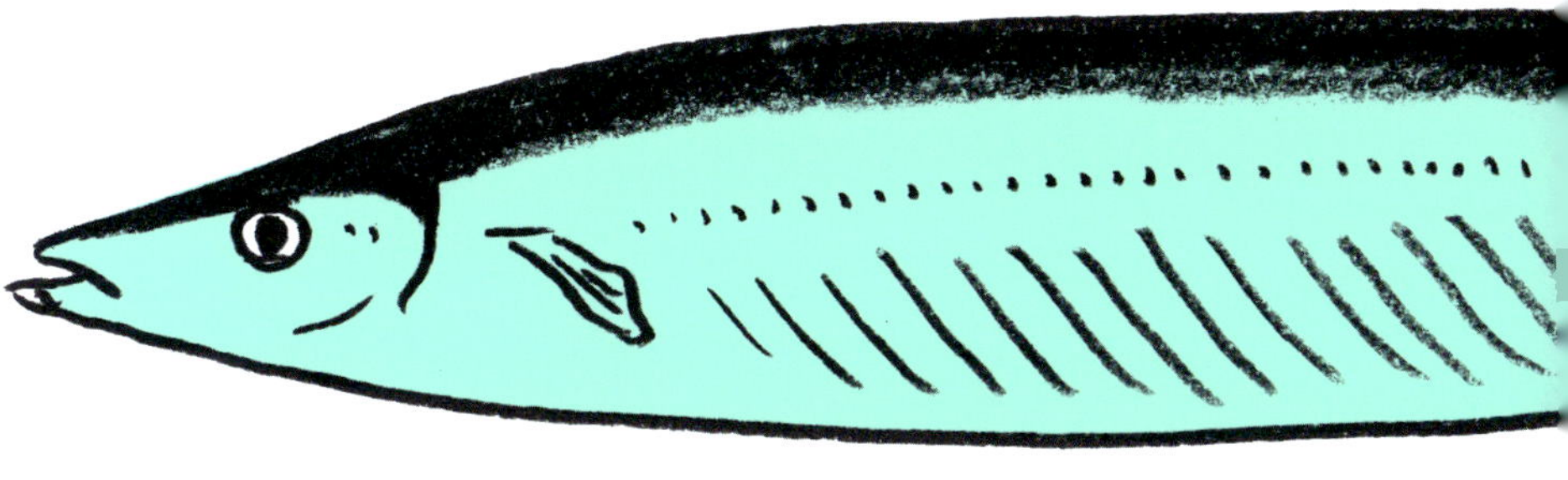

漬物

陰陽調和を考えた献立に欠かせないのが漬物です。陰性の野菜に陽性の塩をふり、しばらく時間をおくことでちょうどよく調和します。冬は白菜漬けやたくあん漬け、夏はなすやきゅうりなど夏野菜を一晩漬けただけの浅漬けやぬか漬けはおいしいものです。

こうした漬物は、微生物の働きによってつくり出される発酵食品です。発酵することで多くの酵素類を含み、素材のままの野菜に比べると、旨みも栄養価もアップするうえ、腸内環境をととのえる乳酸菌も生み出されます。

乳酸菌といえば、いま腸内細菌のバランスをととのえる働きがあると注目され、さまざまな種類のヨーグルトやサプリメントなどが登場しています。しかし昔から日本人は、日々の食事で漬物としての植物性乳酸菌をごく自然にとってきました。

とくに発酵食品の代表といえるのが、ほどよい酸味とまろやかな旨み、特有の香りが特徴のぬか漬けです。おいしさの秘密は、米ぬかが発酵するときに生まれる乳酸菌と酵母菌の働きにあります。この二つの発酵菌が、野菜自体にも含まれている種々の酵素に働きかけて独特の味わいを生み出します。さらにぬか漬けにした野菜は、生のものよりビタミンB群が3～10倍に増えています。米ぬかはビタミンB群の宝庫ですから、野菜をぬか床に漬けることで、ぬかに含まれるビタミンB_1、B_2が溶けて野菜にしみ込んでいくためです。

大根の漬物だけでもたくあん、べったら漬け（東京）、守口漬け（関西）、いぶりがっこ（秋田）などがあり、また関西にはしば漬け、奈良漬け、すぐき漬け、信州には野沢菜漬け、と各地に伝統的な漬物があります。ただ最近は、発酵を行わずに添加物で味や風味をつけているものも多いので、市販品を購入する際は原材料の表記をお確かめください。

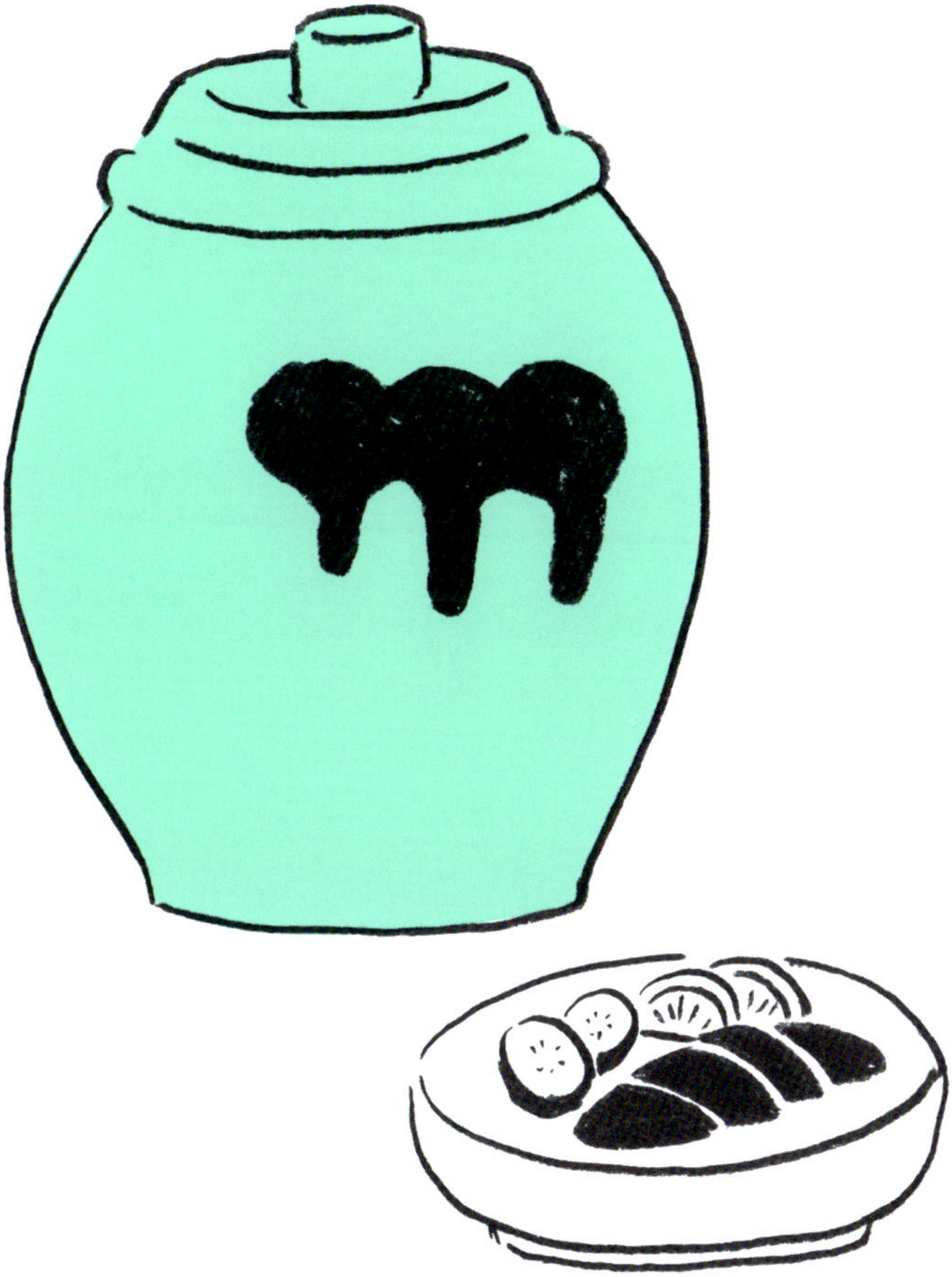

海藻類

おなじみの昆布、わかめ、ひじき、のり、もずくのほか、刺し身のつまとしてうご、赤とさか、青とさか、ところてんの原料のてんぐさ……と海藻類の種類は多く、全国を見渡すと70種類もの海藻が食用にされているといわれます。島国・日本ならではの食材ですが、食卓にこれほど多種類の海藻類をとり入れる民族はほかにないとか。

海藻類は陽性の強い海水中で育ったため、陸地で育つ野菜類より陰性が強くなります。陽性の魚類とは調和しやすいので、組み合わせて調理することをおすすめします。また根菜類やいも類、豆類、豆腐などとも相性よしで、ひじきと大豆の煮物や、わかめと豆腐のみそ汁などは定番のおいしい組み合わせです。

海藻類は一物全体食ができる食材でミネラルも多く含みますが、注意したいのは常食や多食をすることでヨード過剰の心配も。これでホルモンの調整機能を乱すことがあります。とりすぎないように、毎日少量ずつ使いましょう。

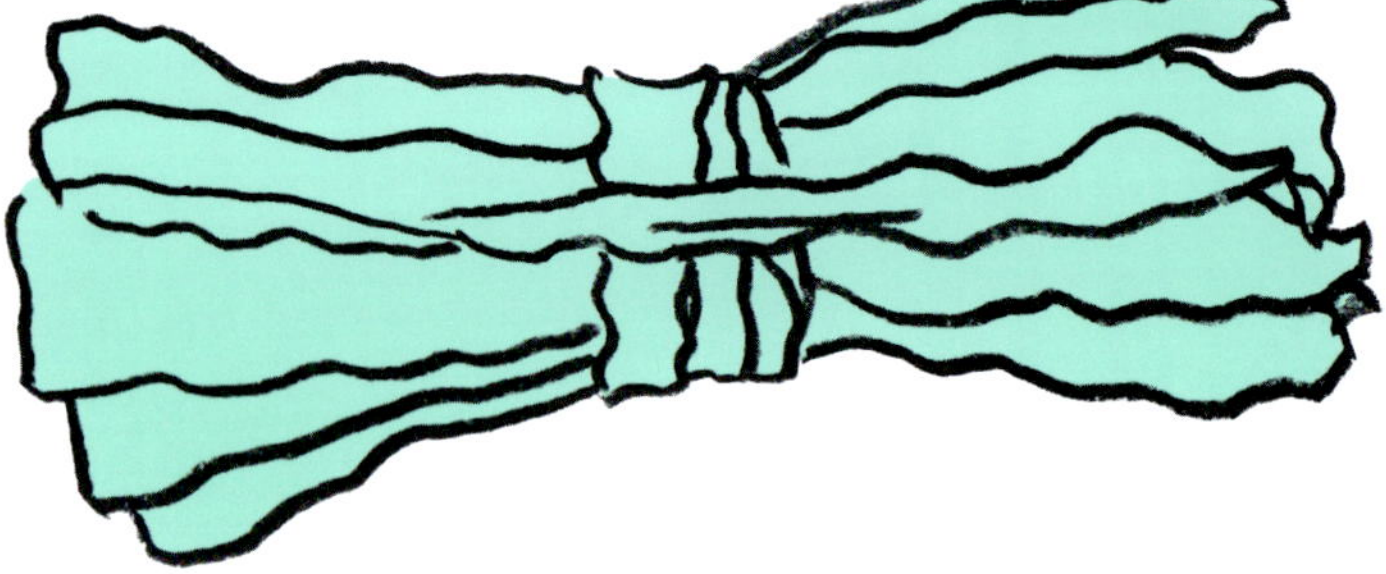

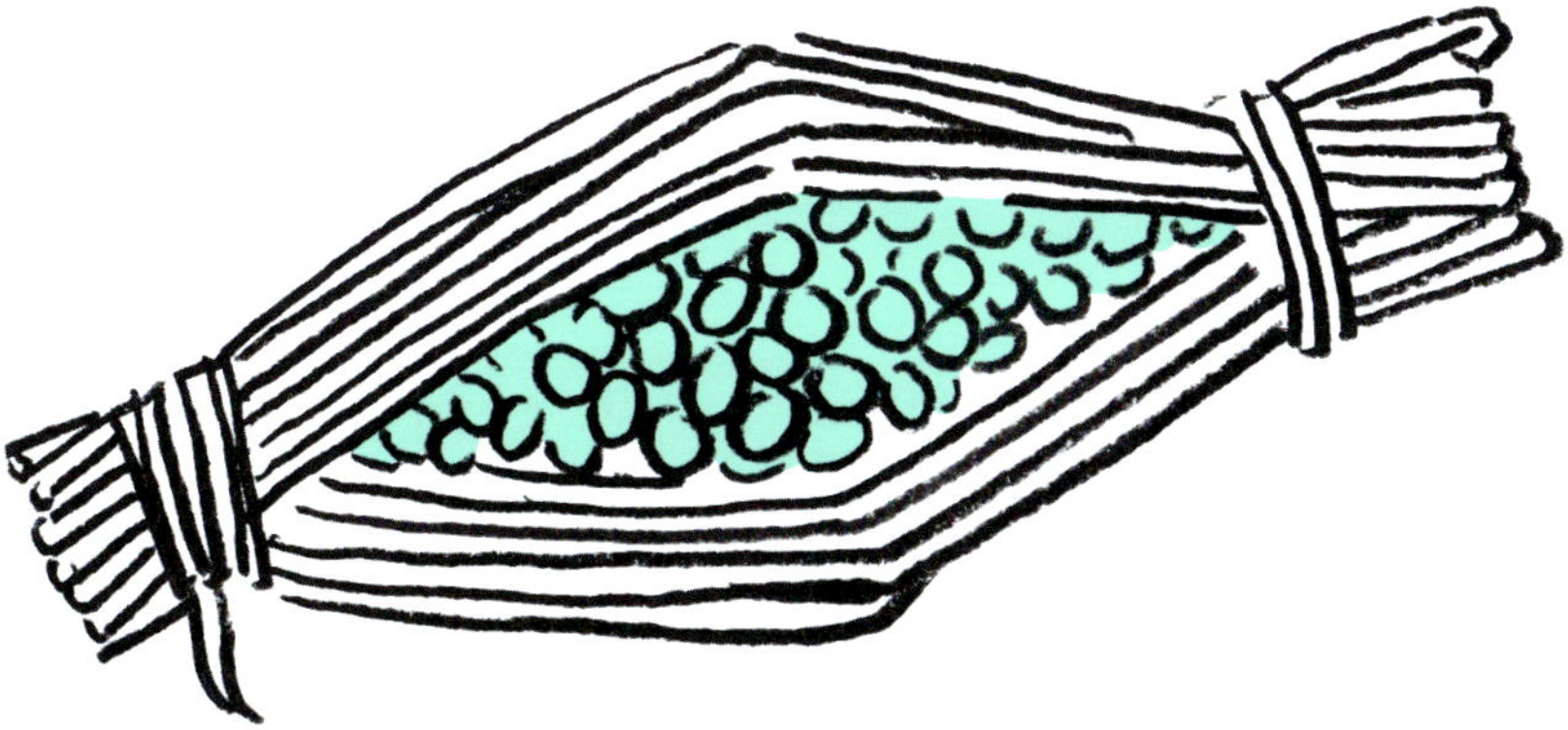

食材の性質、選び方と食べ方

大豆製品（豆腐・納豆など）

「畑の肉」といわれる大豆は植物性たんぱく質と脂質、カルシウムやビタミンも豊富ですが、さらに大豆を加工した豆腐、納豆、湯葉や高野豆腐なども身近な食品です。

とくに豆腐は陰性の大豆から作る豆乳に、陽性のにがり（主成分は塩化マグネシウム）を加えて固めたもので、陰陽の調和がとれるうえ、大豆そのものより栄養的にも優れていて消化吸収されやすい形になっています。生で、煮て、焼いて、揚げて、と調理法もいろいろ。旬の野菜と合わせてお楽しみください。

また納豆は、ゆでた大豆に納豆菌を加えて発酵させることで陰陽調和がとれ、豆腐同様に消化吸収されやすい食品になっています。さらに納豆特有の酵素・ナットウキナーゼは血液をサラサラにする働きもあります。

ただし、豆乳は陰性が強く調和もとれていませんから、毎日とるのは避けたいもの。みそ汁や煮物に加えてまろやかな味にしたり、具だくさんの豆乳スープなどにするといいでしょう。

くだもの

美容によいというイメージがあるからでしょうか。女性はとくに、くだものを過食気味のようです。くだものは野菜より陰性が強い食材で、とりすぎから冷え性や低血圧に悩む人も少なくありません。マンゴー、パパイア、バナナ、パイナップル……と、スーパーには熱帯産のくだものがいつでも並んでいます。暑い国の人々にとっては、自分の身を守るため体を冷やすくだものが必要ですが、日本人が常食するのは適しません。

さらに懸念されるのが、輸入農産物に行われているポストハーベストの問題です。ポストハーベストとは「収穫後」という意味で、収穫したあとに防カビ、防腐、防虫などのための農薬が高濃度で使われていて、残留農薬の危険性も心配されます。

くだものはし好品として、柿やみかん、りんごなど国産の旬のものを少量楽しむようにしましょう。また、たとえばりんごは焼きりんごや煮りんごのように加熱すれば陽性になり、さらに肉や魚など動物性で陽性の強い食事のあとは、くだものの生食で調和がとれます。

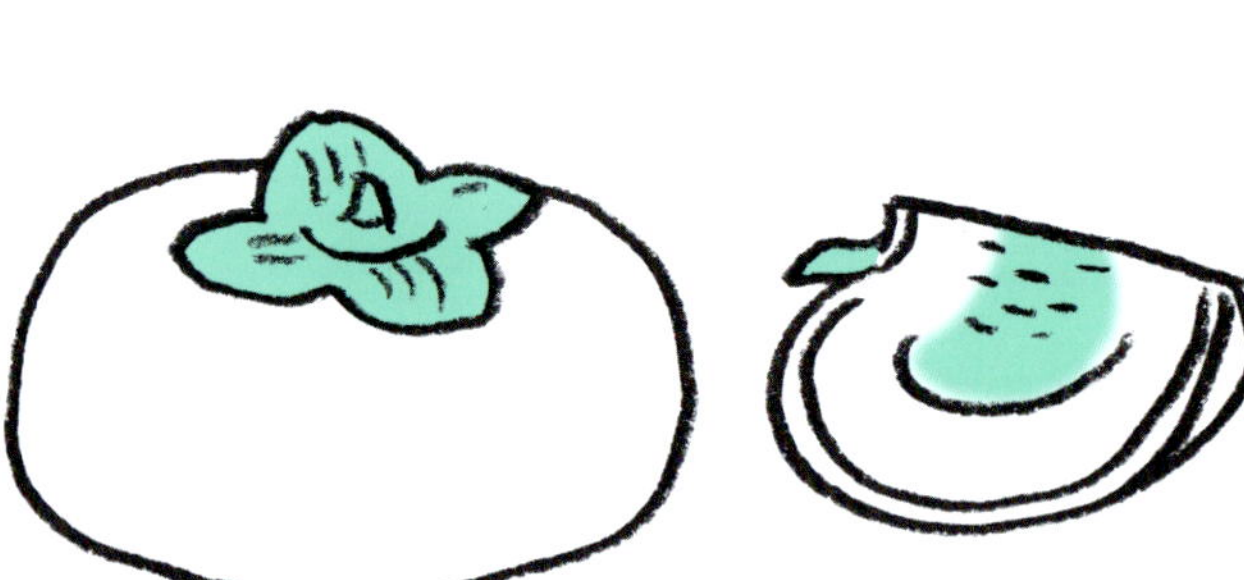

食材の性質、選び方と食べ方

お茶

「ちょっと、ひと休み」というときのお茶タイムは楽しみですが、日本茶から紅茶、コーヒー、中国茶と種類は豊富。暮らしに寄り添ういつもの「お茶」としては、日本人の体に合い、和食にも合う日本茶をおすすめします。

日本茶は陰性で煎茶、玉露など、煎茶の製造様式をもとにした緑茶が主体。抹茶がこれに次ぎ、さらに炒った玄米を煎茶に混ぜた玄米茶、秋春に伸長した硬葉《こわは》や茎を摘んで煎茶同様に加工した番茶、さらに番茶を強火で炒った香ばしいほうじ茶などがあります。

毎日飲むにはカテキンやカフェインが少なく、体にやさしい番茶やほうじ茶がおすすめです。とくにほうじ茶は炒ることで、陰性をゆるめて緑茶のもつ刺激が緩和されます。

動物性の多い料理やお寿司などには、陰性の緑茶が調和します。また夏は麦茶を飲みますが、これは麦が穀物の中でも陰性が強い食材のため、体を冷やしてくれるからです。なお、お茶は毎日飲むものですから、無農薬のものを選びましょう。

みそ、しょうゆ、酢

ここ数年来、古くて新しい「塩麹《こうじ》」ブームをはじめとした発酵食品が注目されています。発酵食品は中国、韓国、東南アジアにもありますが、麹菌を使うのは日本だけ。その歴史は1000年と古く、麹菌は日本の「国菌」と呼ばれます。毎日の料理に欠かせないみそやしょうゆは、穀類や豆類に麹菌を繁殖させたもので、発酵の過程で多くの酵素を生み出します。この酵素が食材の成分を分解して甘みや旨み、香りを引き出したり、消化・吸収をよくしたり、食感をやわらかくするなどの働きをします。

麹の健康効果は、①腸内の善玉菌を活性化して免疫力を高め、デトックス効果をアップする、②100種以上もの酵素を生産して栄養の吸収を高め、機能性成分を生み出す、③体内の脂肪やコレステロールの蓄積を防ぐ、④血流をよくして高血圧を防ぐ、⑤物忘れを防止、⑥メラニン色素の生成を防いで美白効果をアップする、など体にとっていいことずくめです。

みそは陰性の大豆や麹に陽性の塩を加え、時間をかけて発酵熟成させたものですから、調和のとれた陽性の調味料になります。「だし入り」などの添加物を加えたものもあるので、選ぶときは国産原料を使って「天然醸造」と表示したものを選びましょう。

しょうゆも料理に欠かせない調味料ですが、みそよりも陽性です。脱脂大豆や醸造用アルコール、カラメル色素などの添加物を使っているものもありますので、要注意。国産丸大豆を使い、昔なが

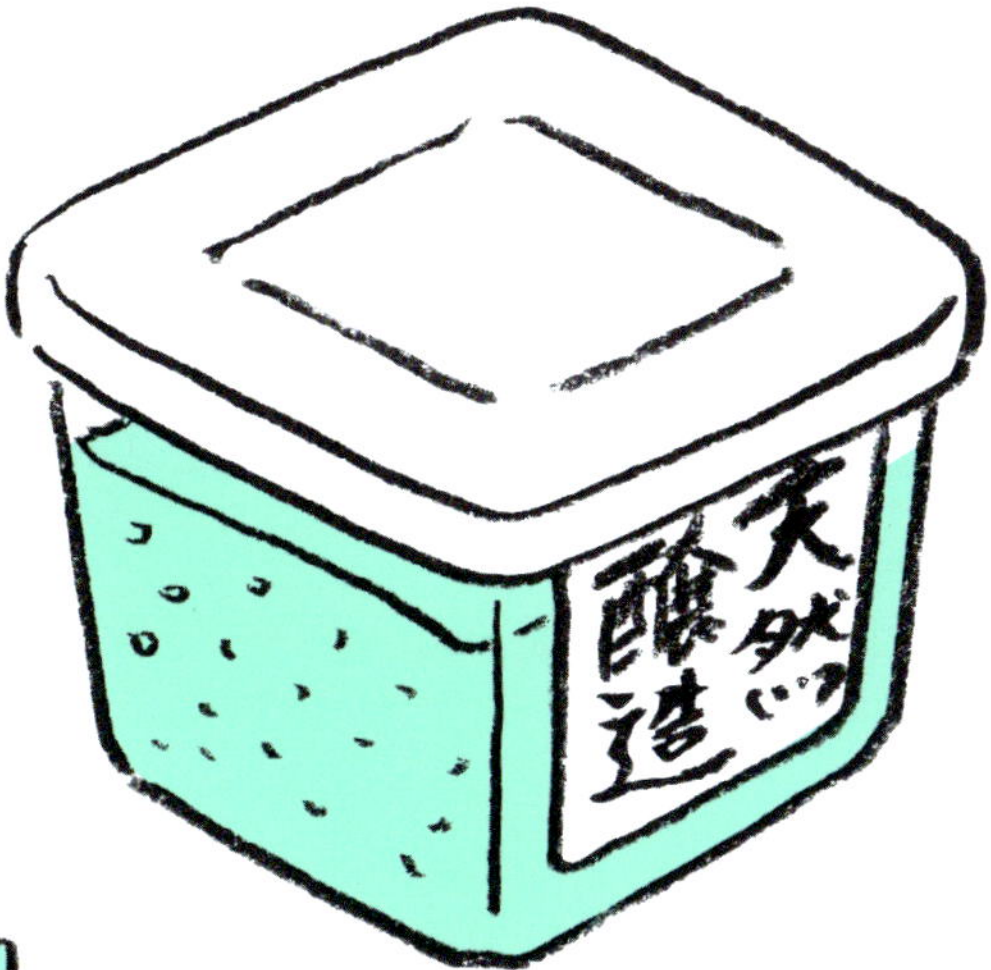

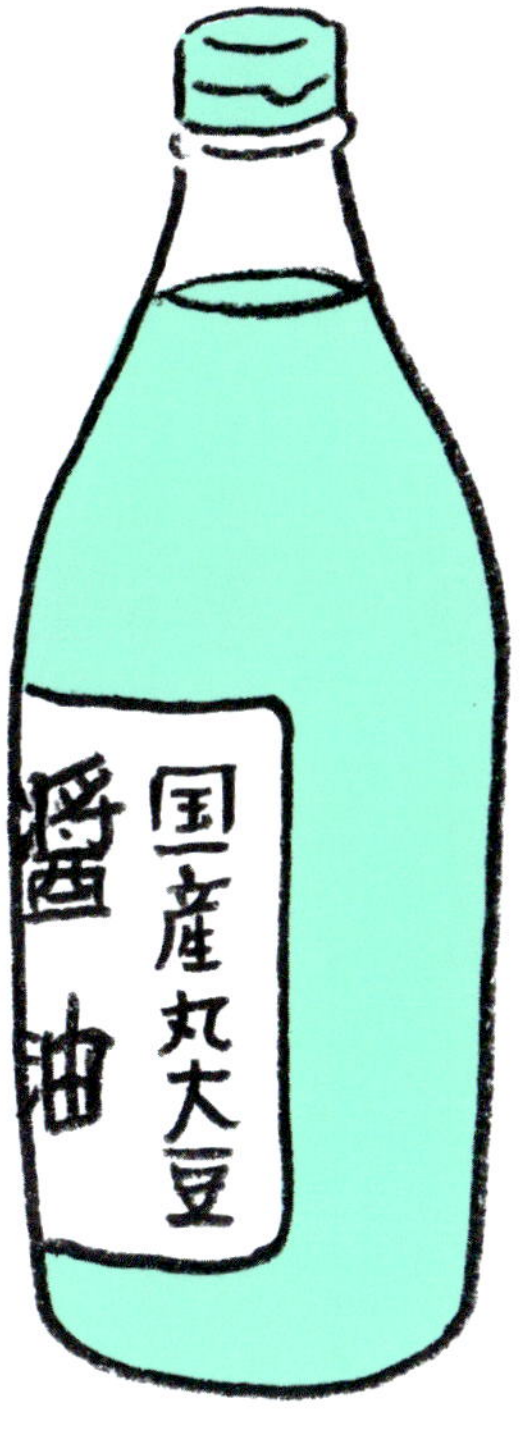

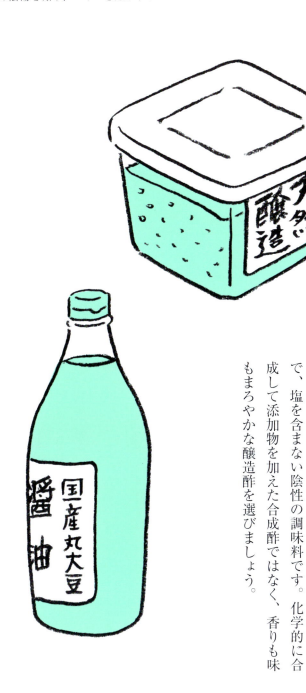

らの醸造法で1～2年かけて発酵・熟成させたものを選んでください。

酢は穀類（純米酢など）や果実（りんご酢など）に酢酸菌を働かせ、酢酸発酵をさせてつくるもので、塩を含まない陰性の調味料です。化学的に合成して添加物を加えた合成酢ではなく、香りも味もまろやかな醸造酢を選びましょう。

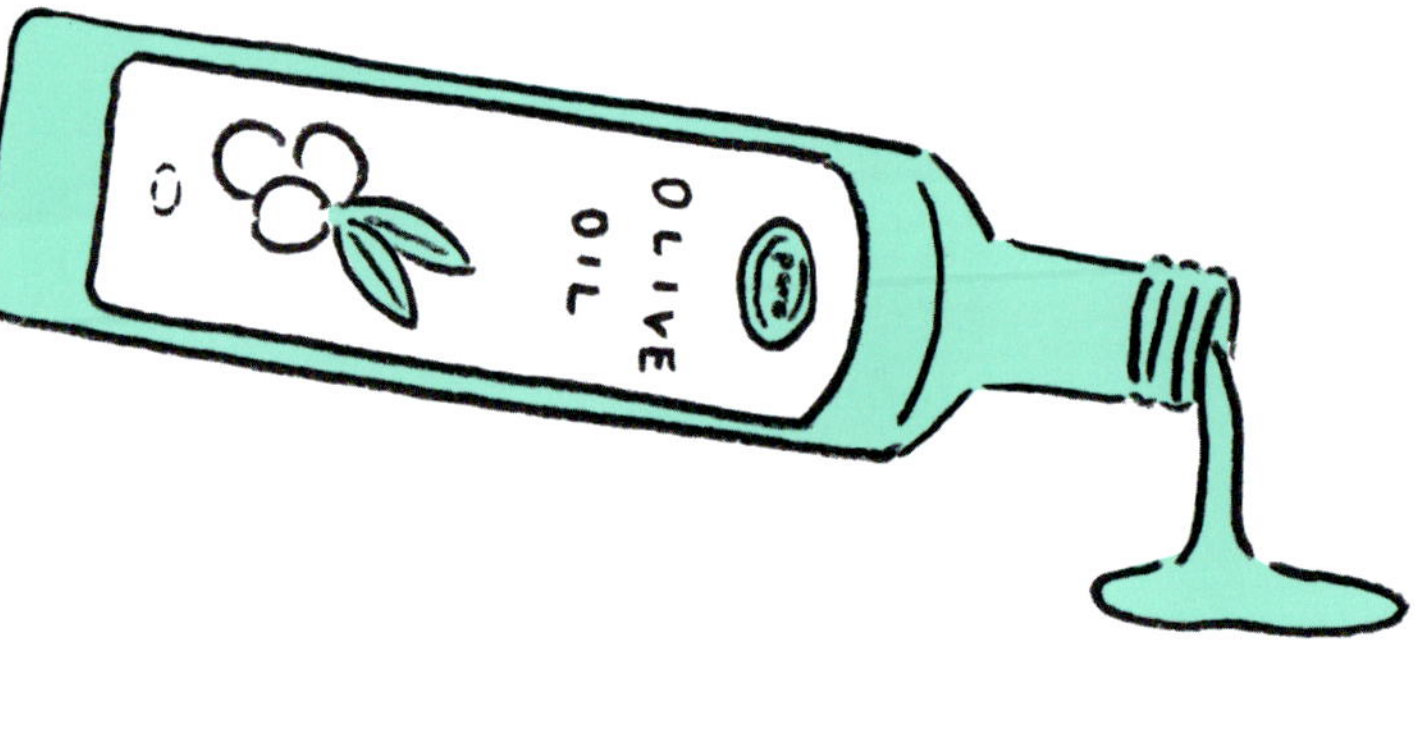

油、甘味料

油と甘味料は調理をするときによく使う調味料ですが、どちらもとりすぎると体調を崩す原因になります。それぞれの性質を知り、適量を上手に使いたいものです。

油は陰性の調味料ですが、食生活の洋風志向とともに使用量がグンと増えています。油の多食は慢性疾患や未病を招く心配も。油を控えることで疲労感や倦怠感の減少、肥満気味の人は減量につながり、アレルギーの人はかゆみの軽減など改善がみられます。アトピーのように炎症があるときは、リノール酸の割合が少ないオリーブ油やえごま油などがおすすめです。また※トランス脂肪酸を含むマーガリンの使用も控えましょう。

調理によって油を上手に選ぶことも大切です。炒め物には生のごま油を搾った太白ごま油を使い、風味や香りづけには強く炒った濃い色のごま油がいいでしょう。油を多めに使う揚げ物には、なたね油がおすすめです。

また甘味料も陰性の調味料です。砂糖は大別すると含蜜糖と

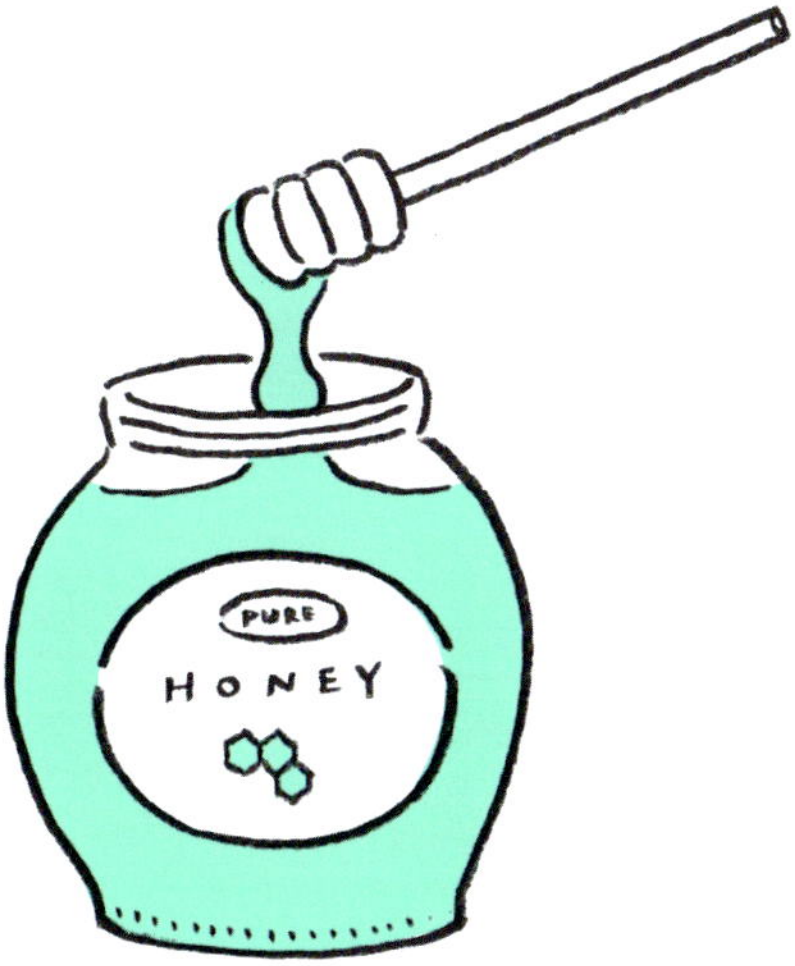

分蜜糖になり、含蜜糖は精製されていない糖分で、ミネラルを含み黒糖、和三盆、てん菜含蜜糖などがあります。分蜜糖は原料糖液から砂糖の結晶をとり出してつくった精製糖で、上白糖、グラニュー糖、ザラメ糖、三温糖などがあります。

陰陽調和料理では、食材本来の持ち味や甘みが生きてきますから、甘味料は自然に使わなくなってきます。煮物や魚料理に少し甘みを加えたいときは、じっくり熟成させた本みりんを、おやつには黒糖、はちみつ、てん菜含蜜糖、麦芽水あめなどを加えるといいでしょう。

なお甘味料のマルチトール、キシリトール、ステビア、ソルビトール、アルパルテーム・L-フェニルアラニン化合物などの添加物は、できれば避けたいものです。

※トランス脂肪酸とは
マーガリン、ショートニング、ファットスプレッドのような半固体または固体の油脂は、植物油に水素を添加してつくりますが、この過程で生成されるのがトランス脂肪酸です。長期間とり続けると悪玉コレステロールを増やして善玉コレステロールを減少させたり、心臓病のリスクを高めるなどといわれます。パン、ケーキ、ドーナツなどの洋菓子や揚げ物など加工食品にも使われていますから、とりすぎに注意が必要です。

キッチンからやさしいお手当て ④

当てて体を治す

しょうがは腰痛、関節炎、神経痛など痛みに有効な「湿布薬」。
また番茶の抗菌作用は目の万能薬となり、うがい薬としても効果的。
作用が穏やかなのが特徴です。

◎しょうがのじか湿布

冷えや手足の関節の痛みをとり、発汗によって体内の老廃物を排泄する。

用意するもの
しょうが…150g
布袋（さらしやガーゼでつくったもの）
鍋（または金属製の洗面器）
湯（または水）…9カップ
ガーゼ（またはてぬぐいや薄手のタオル）
１～２枚

1 しょうがは皮ごとすりおろし、布袋に入れて口を閉じる。
2 分量の湯を鍋に入れ1を入れてよくもみ、しょうが湯を作る。布袋はそのまま入れておく。
3 2を火にかけ、熱めのお風呂（45度前後）くらいに温める。
4 痛い手（または足）をガーゼでおおい、そのまま3のしょうが湯の中に手（足）を浸す。
5 10～20分ほどすると手（足）が赤くなり、血液循環がよくなって全身の新陳代謝が高まる。発汗も促進される。

◎番茶湿布

疲れ目、ものもらいや結膜炎など目のトラブルに。抗菌力は、うがい薬にも有効。

用意するもの
熱い番茶…適量
塩…茶葉の重さの1％
ガーゼ（またはハンドタオル）

1 番茶を濃いめに煮出し、塩を加えて茶こしなどで器にこす。
2 1にガーゼを浸して軽く絞る。軽く目を閉じ患部をふいたり、目の上に当てて湿布する。
3 湿布が冷たくなったら、取り替えながら10～15分ほど続ける。
※ 疲れ目や花粉症による目のかゆみなどは番茶で目を洗うだけでも効果的。

5章
重ね煮の簡単レッスン

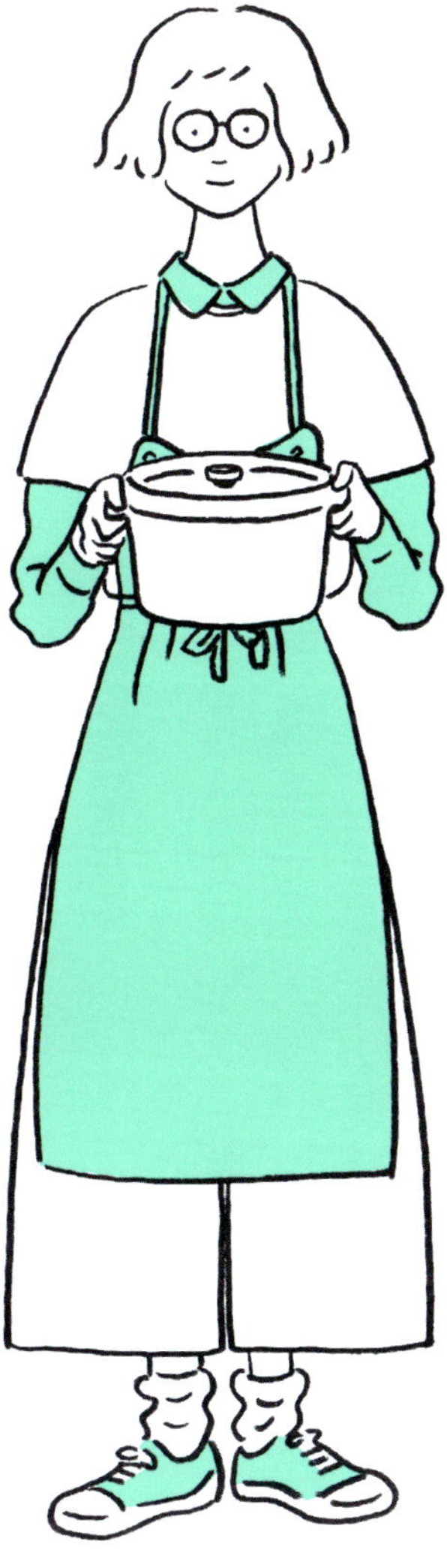

食材を重ね、陰陽を調和させると新しいおいしさが生まれます

「1章　鍋の中は小さい宇宙！」では、自然界の大きな流れを大宇宙とし、私たち人間も、自然界という大宇宙の中で生かされている一つの存在にすぎないとご紹介しました。森羅万象のすべてに陰と陽があるように、人間にも、体の中にも陰と陽の小宇宙が存在します。食生活では旬の野菜や食材を組み合わせながら、自然界の流れに沿って食べ物を体にとり込むことで陰陽調和がはかれ、心身ともに健康になるというわけです。

◎重ね煮は陰の食材を下に、陽の食材を上に重ねる

重ね煮料理も同様に、鍋の中に小さい宇宙が生まれます。まず下に陰の野菜や食材を、その上に陽の野菜や食材を重ねますが、これは自然界と逆転して重ねられています。少量の「さそい水」を加えたのち、火のエネルギーを加えると食材は本来のエネルギーを発揮し、陰のエネルギーは上昇、陽のエネルギーは下降します。こうしていくつものエネルギーが対流を起こし、互いに影響しあって統合。鍋の中で陰陽の調和がはかられます。

この結果、新しいおいしさが生まれますが、それは1＋1が2ではなく、食材がもつ自然な甘みや旨みも引き出されて、その味わいが何倍にもなる不思議な調理法なのです。

世界の鍋料理を思い出してみましょう。日本は寄せ鍋、韓国はチゲ鍋、ロシアはボルシチ、フランスはポトフ……。どれも旬の素材を一つの鍋で煮炊きしますが、いくつもの食材が一つになることで、深みのある味わいをつくり、栄養素の不足を補ってバランスをとるなど、おいしさを存分に引き出します。

これを陰陽の視点から見て、鍋の中で起きる対流を上手に利用しながら、おいしく食べられるように工夫したのが陰陽調和の重ね煮料理です。

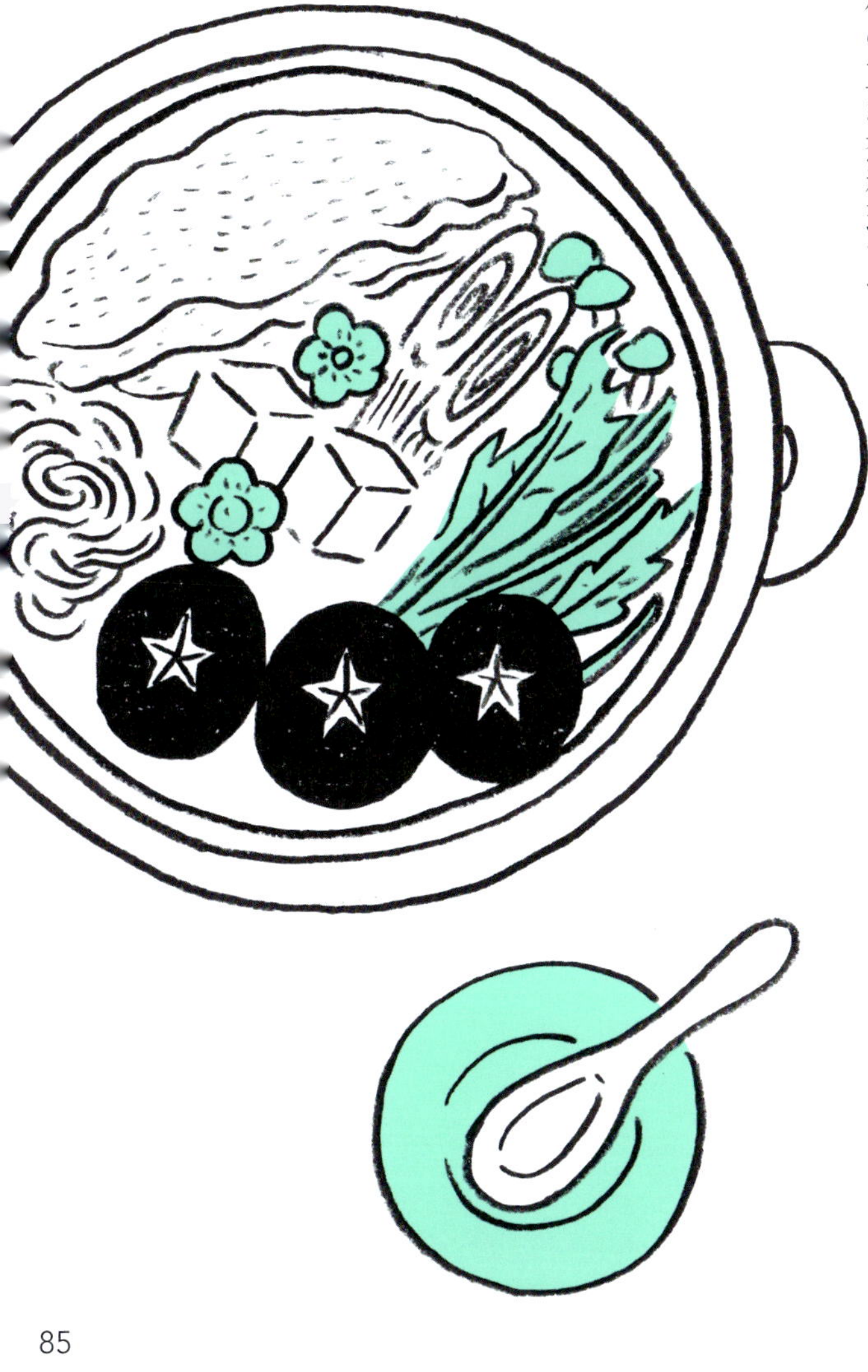

重ね煮料理はじめの一歩②

重ね煮料理は、体にも地球にもやさしく働きかけます

重ね煮料理は陰陽を調和させるだけでなく、その効用や効果も多様に広がります。

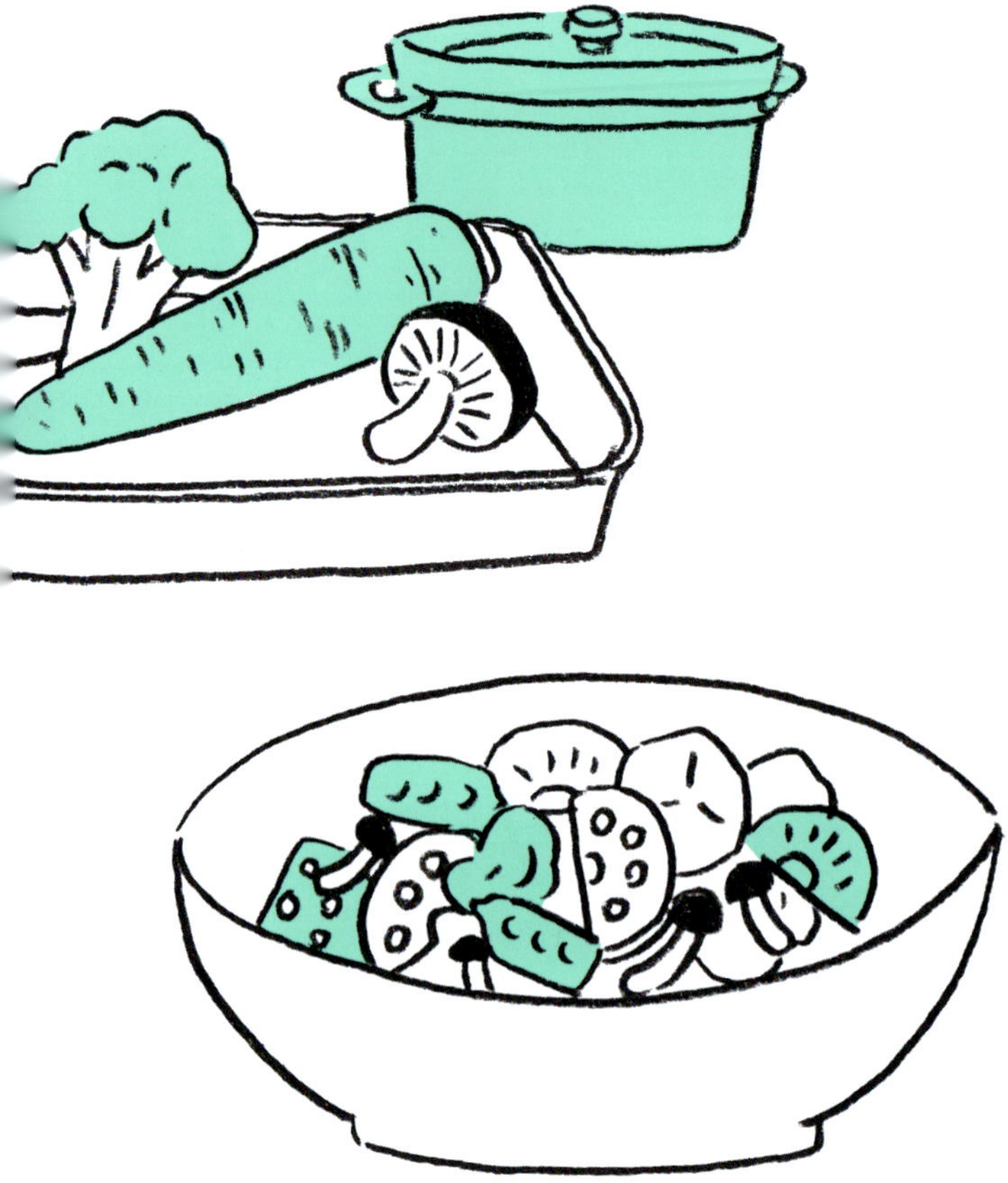

野菜がたっぷりとれる　重ね煮は旬の野菜をたくさん使って作るのが基本ですから、便秘や冷え性、生理痛、肩こりなど未病の改善につながり、生活習慣病の予防にも効果的。

栄養分の損失は最小限で、微量栄養素や食物繊維も十分にとれる　重ね煮は少量の「さそい水」を加える蒸し煮なので栄養分の損失はわずか。さらに野菜はほとんど皮をむかず、アクもとらずに丸ごと調理するため、現代人に不足がちなミネラルやビタミン、食物繊維も十分にとれます。

塩分制限が必要な人も大丈夫　カリウムを含む野菜、いも、豆などがたっぷりとれて、ナトリウムの排泄がスムーズになりますから、塩分制限が必要な人でも大丈夫です。

砂糖や油の使用はわずかなので、アレルギーの人も安心　重ね煮をすると、野菜本来の持ち味に加え、素材がもつ自然の甘みや旨みも引き出されるため、砂糖や油の使用量が控えられます。これはアトピーをはじめとするアレルギーのある人にも安心です。

離乳食や介護食にも最適　重ね煮したものを取り分けて、食べやすくつぶしたり刻んだりすれば、そのまま離乳食や介護食に。家族とは別に調理する必要もなく、同じものを一つの鍋で作って食べることができます。

簡単な準備ですぐにできるスピード料理　調理の準備は野菜を洗って切り、用意した鍋に重ね入れて煮るだけ。だしもいらず、使う器具は包丁とまな板にふたつきの鍋のみ。鍋の中で起きる対流を効率よく利用するので、できあがりも早いのが特徴です。

地球にやさしいエコロジークッキング　野菜は皮をむかず、丸ごと使うのが基本なので生ごみは減り、油の量も控えめ。洗剤も必要以上に使わず、環境に、地球に、やさしいのです。

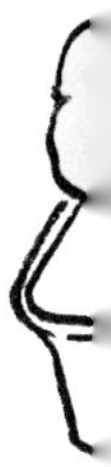

ふたの閉まる鍋を用意し、野菜を準備します

◎重ね煮はふたが閉まる鍋を用意

重ね煮に特別な鍋は不要です。ふたがきちんと閉まるものを用意してください。

煮物やご飯には厚手の鍋　煮物やご飯など、煮炊きにやや時間を要する料理はステンレスの多層鍋や土鍋を。厚手のものは熱の回りが均一で穏やか、保温性がよいのも特徴です。

みそ汁や酸味のある料理にはホウロウ鍋　塩けや酸味が多い料理、トマトやくだものを煮るときなどは耐酸、耐アルカリに優れるホウロウ鍋を。ステンレス製も耐酸なのでＯＫ。

青菜や花菜の蒸し煮は薄手の鍋やフライパン　青菜類やブロッコリー、カリフラワーなど花菜類をさっと蒸し煮し、温サラダやあえ物にするには薄手のアルミ鍋やフライパンを。薄手鍋は熱伝導率が高いので便利。フライパンには必ずピッタリ閉

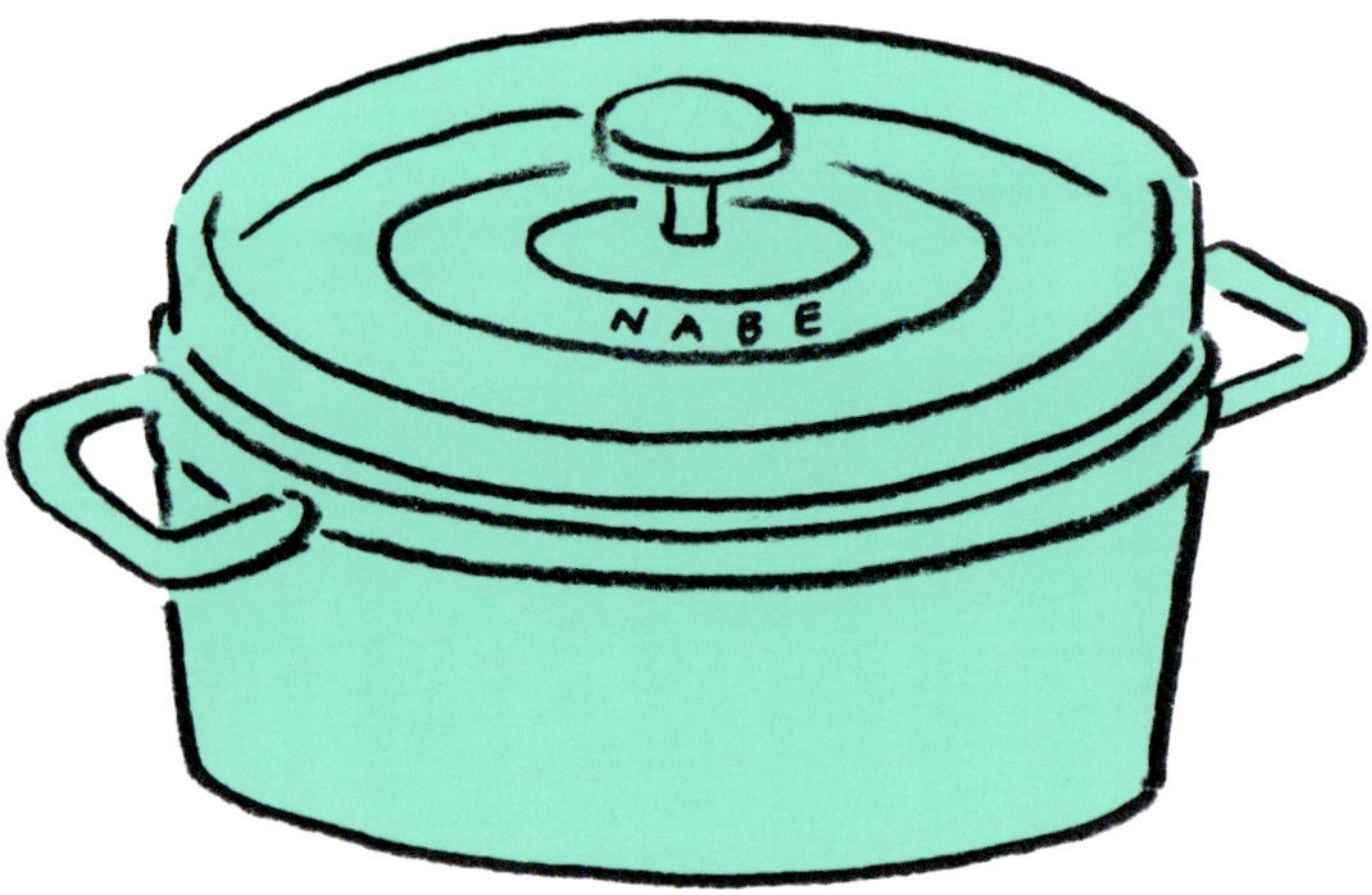

まるふたも用意します。

◎野菜類を洗って切ります

いよいよ調理、といっても野菜を洗って切るだけ。切ったら、次々と鍋に重ねていきますから、そばに鍋も用意しておくといいでしょう。

野菜は水でていねいに洗う　根菜はたわしで泥や汚れを落とし、葉物は根元を広げながら土を洗い流します。キャベツや白菜の内側の葉は、きれいなので洗う必要はありません。

同じ大きさに切りそろえる　洗った野菜は同じ大きさになるように切りますが、根菜の皮はむかずに使うのが基本。じゃがいもは皮がいたんでいないものや新じゃがは皮をむく必要はありませんが、芽の部分はていねいに取り除くこと。里いもは皮をむきますが、できるだけ薄く、こそげ取るように。長いも類はすりおろしたり酢の物にするなど生のまま使うときは皮をむきますが、揚げ物や煮物など加熱するときは皮つきでもＯＫ。

大根、にんじん、かぶなどの葉はビタミンの宝庫。葉も必ず切り落として使いましょう。

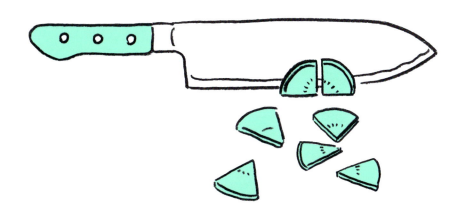

鍋には陰の食材から順に重ね、ふたをして火をつけます

野菜や食材の重ね方こそ、陰陽重ね煮料理の大切なポイントです。切った材料は、鍋の中に陰のものから順に重ねていき、その上に陽のものを重ねていきます。並べるときは全体になるべく等間隔に広げます。

なお野菜や食材を切るときは、まな板の横に鍋を置いて、下に並べる陰のものから順に、切りながら鍋に入れていくと効率的です。重ねるときは、素材を押さえずにふんわりと重ねていきましょう。このほうが陰陽のエネルギーと熱の対流がスムーズに行われます。

◎基本の重ね方は左図のとおり。穀類は中庸なので一番上に

重ね方の基本は左図のようになります。陽の根菜類と陰の葉菜・花菜・果菜が逆にならないように注意すれば、あとはあまり神経質にならなくても大丈夫です。

なお、穀類は陰陽が調和している中庸の食材なので鍋の一番上になりますが、魚介や肉を入れるときは、こちらが一番上になります。

◎少量の水を入れてふたをし、火をつける

野菜や食材を重ねたら「さそい水」を少量（料理によって多少違います）加えてふたをし、中火

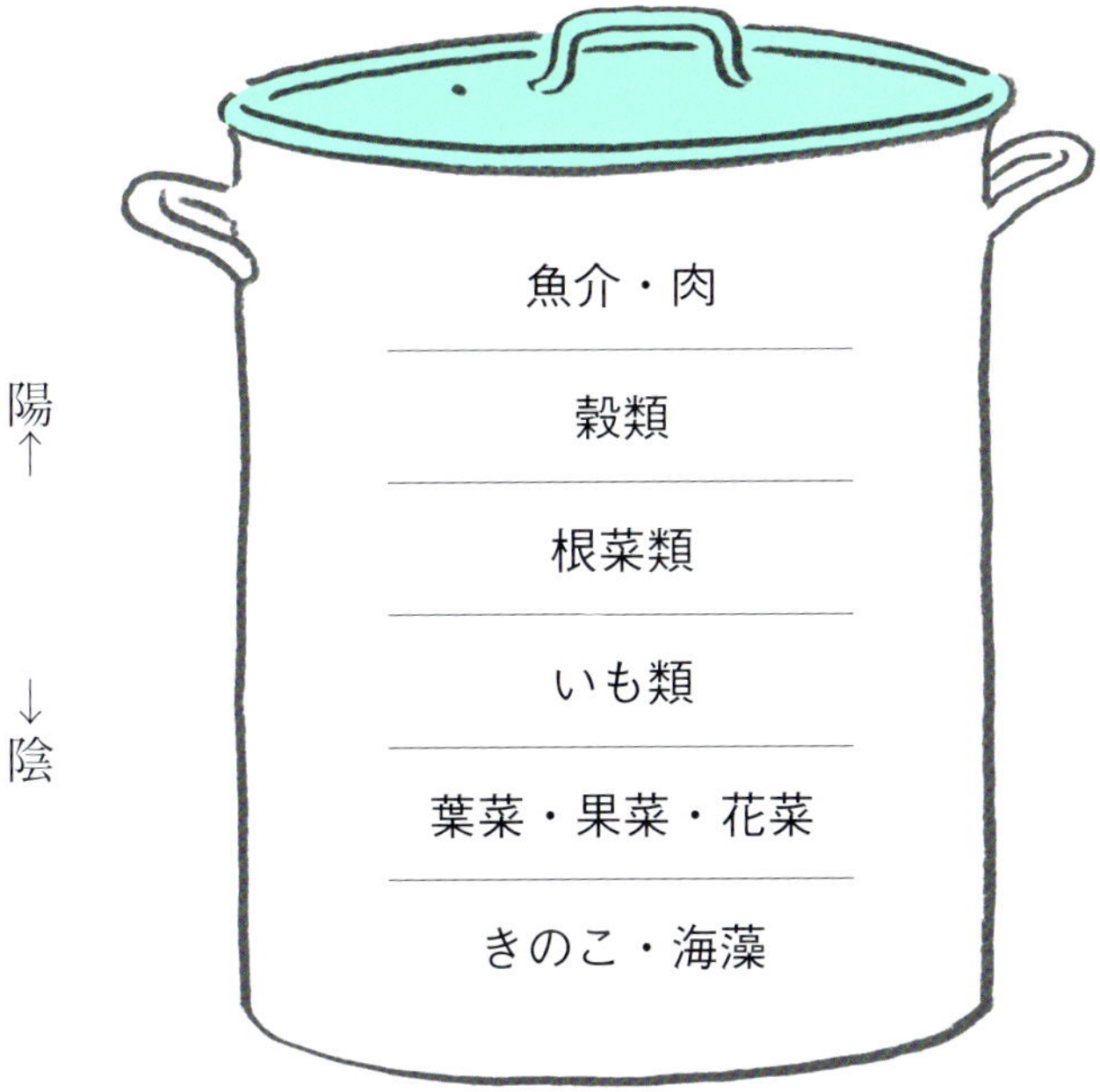

基本の重ね方

にかけます。火のエネルギーが加わると、このさそい水と野菜自身の水分が引き出されて鍋の中でエネルギーの対流を起こし、均等に熱が回って調理されます。湯気が出て、よい香りがしてきたら、弱火にして野菜がやわらかくなるまで煮ます。

調味料は野菜が煮えたところで入れる　野菜に八分どおり火が通ったら、全体をざっくりと混ぜ合わせ、調味料を加えて味をつけます。料理によっては調味料を何回かに分けて加えたり、汁けがなくなるまでさらに弱火で煮含めることもあります。

重ね煮料理を作りましょう

煮物　旬の野菜と食材で作る筑前煮

重ね煮をマスターするためのおすすめ料理が、旬の野菜を組み合わせて一つの鍋で煮る筑前煮です。根菜を中心に数種の野菜と食材で作る筑前煮は、春夏秋冬、その季節ならではの野菜がもつ滋味深いおいしさとパワーを味わえるはず。作り方の基本はすべて同じです。図を参考に材料を準備し、陰性の食材から順に重ねてお試しください。

◎煮物の作り方　手順とポイント

作り方の手順

1 材料はなるべく同じ大きさに切り、切ったそばから図のように鍋に重ねていく。

2 分量の水（干ししいたけと昆布のもどし汁を含める）の半量くらいを加えてふたをし、中火にかける。

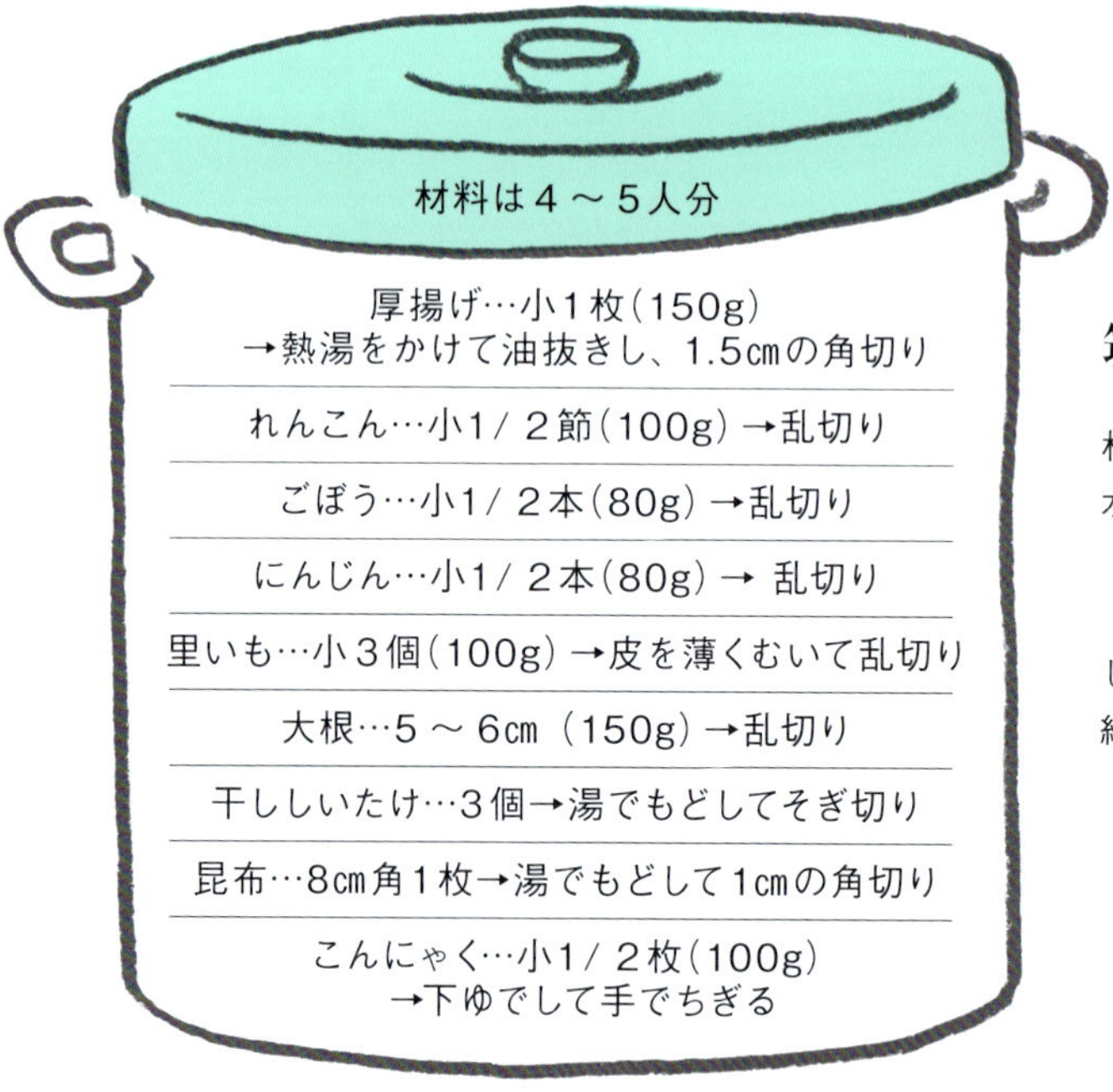
材料は４～５人分
厚揚げ…小１枚（150g）→熱湯をかけて油抜きし、1.5㎝の角切り
れんこん…小1/２節（100g）→乱切り
ごぼう…小1/２本（80g）→乱切り
にんじん…小1/２本（80g）→ 乱切り
里いも…小３個（100g）→皮を薄くむいて乱切り
大根…5～6㎝（150g）→乱切り
干ししいたけ…３個→湯でもどしてそぎ切り
昆布…8㎝角１枚→湯でもどして1㎝の角切り
こんにゃく…小1/２枚（100g）→下ゆでして手でちぎる

筑前煮

材料（左図の材料に加えて）
水（干ししいたけと昆布のもどし汁も含む）…２カップ
しょうゆ…大さじ３～４
絹さや（青み）…10枚→筋を取る

3　鍋から湯気が上がり、よい香りがしてきたら弱火にし、野菜がやわらかくなるまで煮る。

4　野菜が八分どおり煮えたら全体をざっくりと混ぜ合わせる。ここで残りの水としょうゆを加え混ぜて味をととのえる。しょうゆは2〜3回に分けて加えると、味がなじみやすい。

5　さらに弱火で煮て、ときどき混ぜながら、ほとんど汁けがなくなるまで煮含める。

6　青み野菜として絹さやなどを散らす場合は、最後に鍋の底に入れて色よく煮る。

ポイント

1　根菜は里いも以外、皮をむかずに使う。

2　干ししいたけや昆布などの乾物は、少量なら一つの容器でもどす。湯か水をひたひたに注ぎ、軽くもむと歯ごたえが残って均一にもどる。もどし汁は煮物の水として使う。

3　油揚げや厚揚げは、新鮮なものなら油抜き不要。

4　れんこんのアク抜きは不要。こんにゃくは塩を加えた湯で下ゆでする。

鶏じゃが

材料（右図の材料に加えて）

A（鶏肉の下味用）

- しょうゆ…大さじ1弱
- みりん…大さじ1
- しょうが（すりおろし）…少々
- 片栗粉…大さじ1

水…1/2カップ

しょうゆ・みりん…各大さじ1 1/2

ブロッコリー…1/6個（50g）
　→子房に分ける

作り方のポイント

鍋の野菜が八分どおり煮えたら、ざっと混ぜて調味し、最後にブロッコリーを加えて色よく煮る。

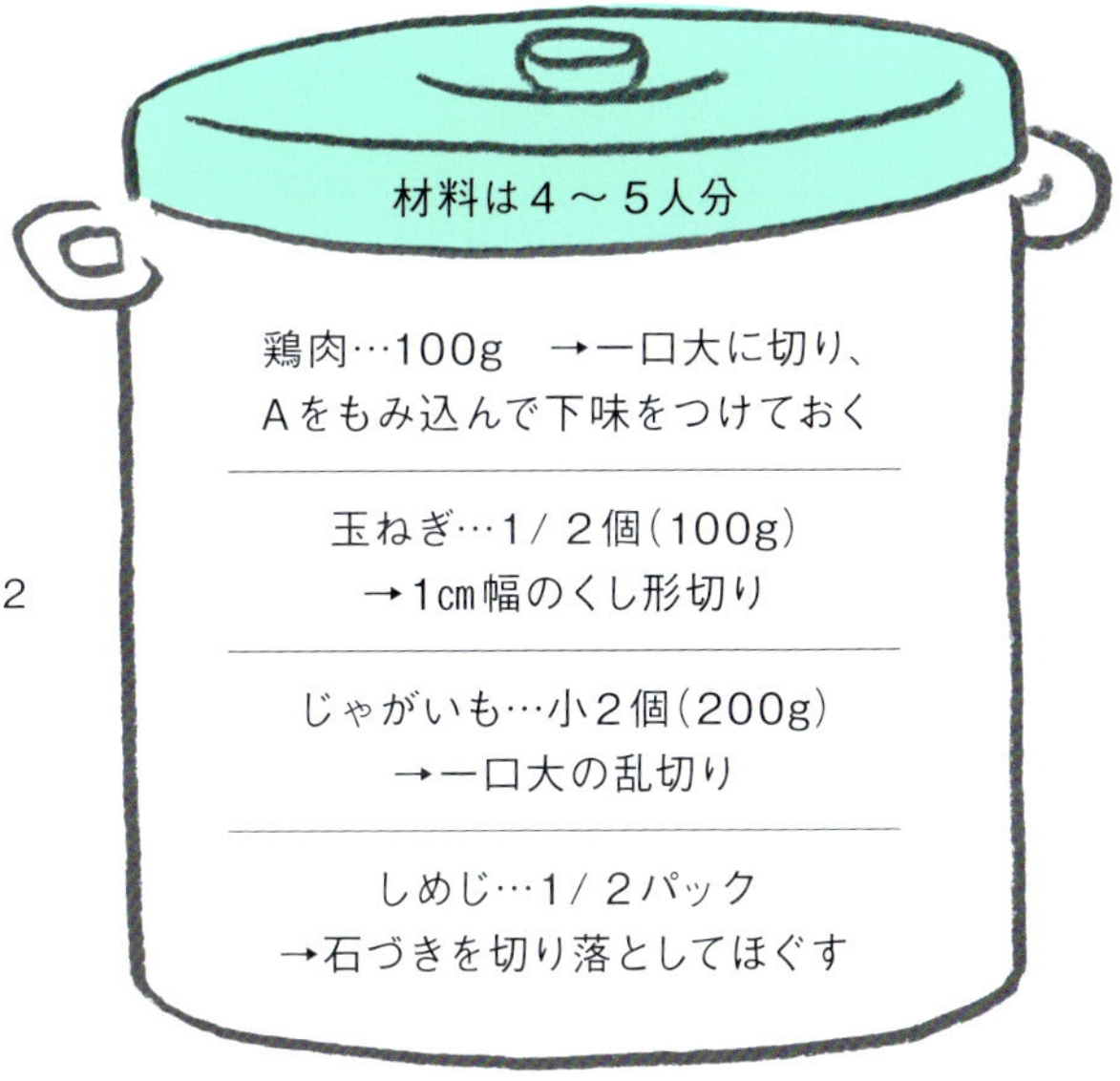
材料は4～5人分
鶏肉…100g　→一口大に切り、Aをもみ込んで下味をつけておく
玉ねぎ…1/2個（100g）→1㎝幅のくし形切り
じゃがいも…小2個（200g）→一口大の乱切り
しめじ…1/2パック→石づきを切り落としてほぐす

重ね煮料理を作りましょう

汁物　具だくさんのみそ汁やスープ

「一汁一飯と香の物」――これだけで私たちは、十分に体を維持できると3章で述べました。この一汁とは具だくさんの汁物で、四季を通して毎日1回は飲みたいものです。

具の取り合わせは葉菜、根菜、いも類などの旬の野菜と大豆製品の豆腐、油揚げ、厚揚げ、さらに海藻類などを好みで加えれば、バランスのよい具だくさんの汁物ができます。

汁物にはみそ汁、けんちん汁、豚汁、すまし汁のほか、スープやポタージュなど種類も豊富。ここでは基本的なみそ汁とスープをご紹介しますが、作り方の手順は陰性の食材から順に重ねていくだけで、どれも同じです。図を参考にお試しください。

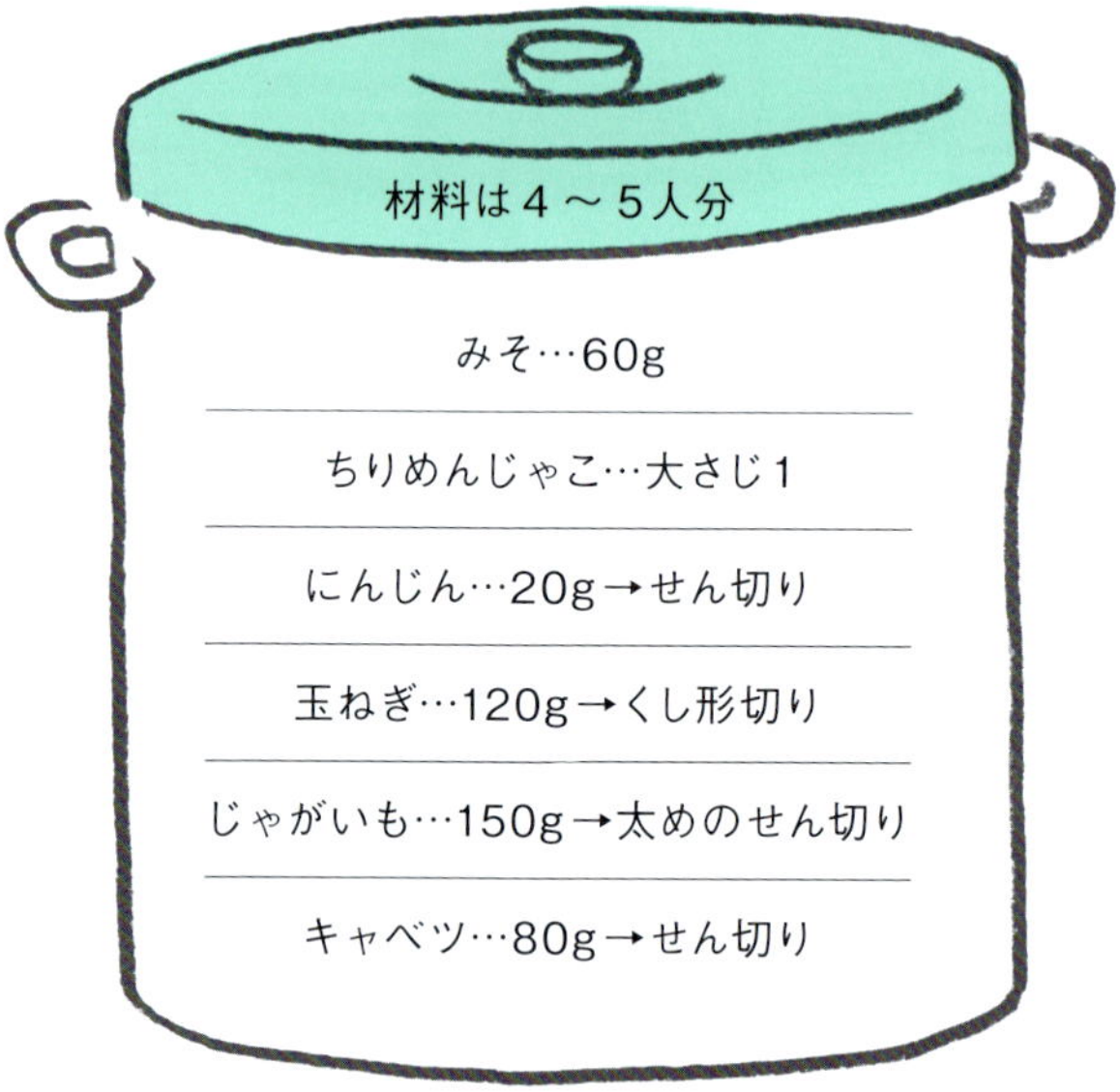
材料は4～5人分
みそ…60g
ちりめんじゃこ…大さじ1
にんじん…20g→せん切り
玉ねぎ…120g→くし形切り
じゃがいも…150g→太めのせん切り
キャベツ…80g→せん切り

春野菜のみそ汁

材料(左図の材料に加えて)
水…4カップ
三つ葉…3本
→2㎝長さに切る

◎汁物の作り方　手順とポイント

作り方の手順

1　野菜や食材は陰陽を取り合わせて5種類以上を用意する。具だくさんにすると、素材の旨みがよく引き出されて風味豊かになる。

2　材料を切り、切ったそばから図のように重ねていく。

3　材料の七分目まで水を注ぎ、ふたをして中火にかける。

4　煮立って、よい香りがしてきたら弱火にし、野菜がやわらかくなるまで煮る。

5　野菜が八分どおり煮えたら、全体を混ぜて残りの水を加え、味をととのえる。

6　香味野菜や青み野菜は最後に加えてひと煮する。

ポイント

1　陽性の根菜類が少ないときや陰性の食材が多いときは、少量のちりめんじゃこを重ねると旨みが増します。またみそ汁のみそは、食材の一番上に等間隔に置いて煮ます。

2　季節により木の芽、三つ葉、大葉、みょうが、ゆずなどを散らすと香りのアクセントに。

たらのトマトスープ

材料（右図の材料に加えて）
水：4カップ
トマトピューレ…100g
塩…小さじ1弱
（たらの下味用。たらの塩けにより加減する）
しょうゆ…小さじ1

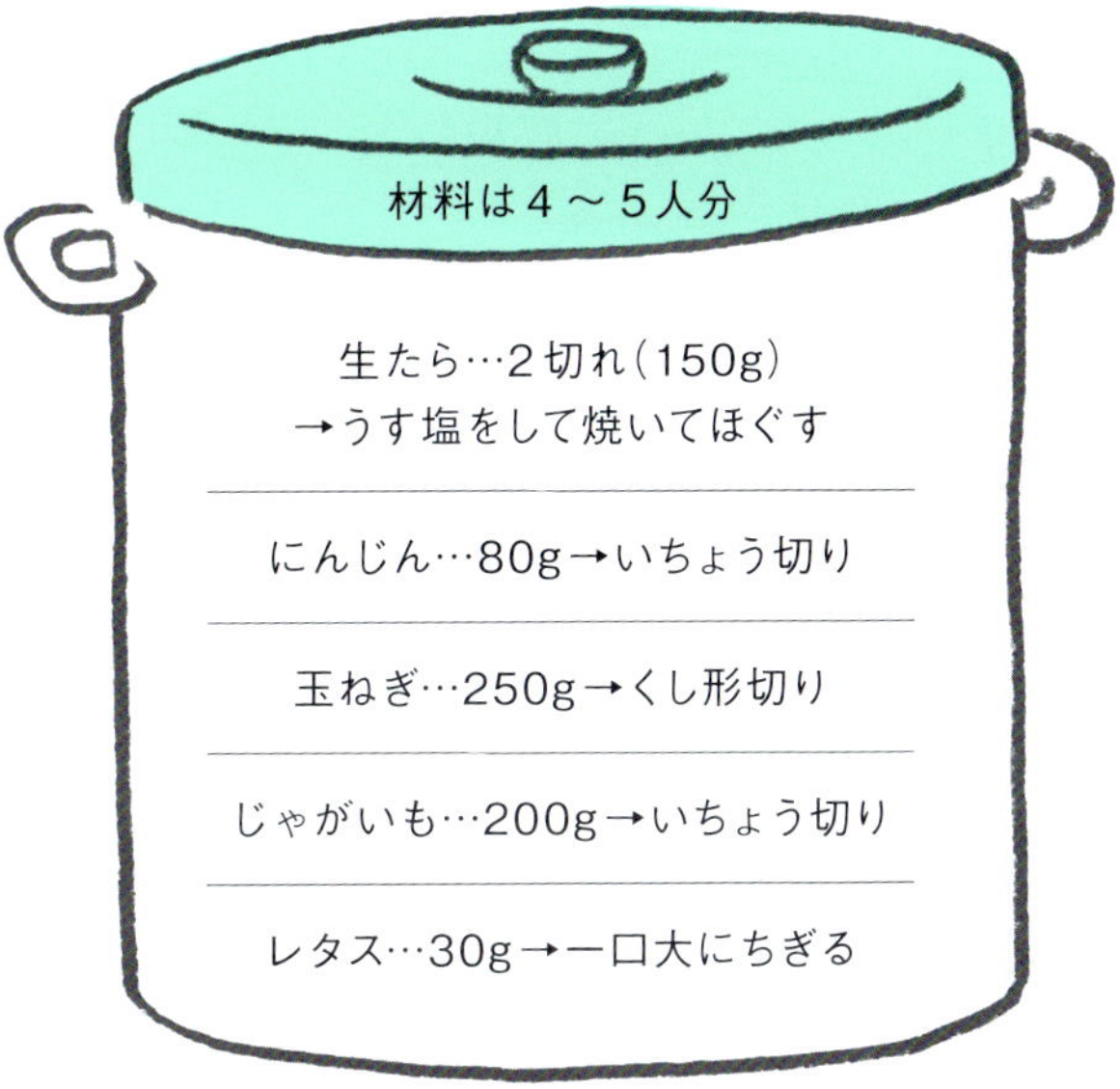
材料は4～5人分
生たら…2切れ（150g）
→うす塩をして焼いてほぐす
にんじん…80g→いちょう切り
玉ねぎ…250g→くし形切り
じゃがいも…200g→いちょう切り
レタス…30g→一口大にちぎる

重ね煮料理を作りましょう

ご飯（主食）いろいろ

陰陽の調和がとれ、栄養価の高い主食として、まずおすすめしたいのが玄米ですが、分づき米や胚芽米などもあります。胃腸が弱い人は分づき米にしたり、さらに炒り玄米※、雑穀、豆類などを加えても。また副食がボリュームのあるものならあっさりした分づき米に、野菜が中心だったら玄米にするなど、体調や献立によって変えてもいいでしょう。

◎玄米ご飯　炊き方と鍋によって違う炊き上がり

玄米ご飯の炊き方で、大切なのは浸水時間です。分量の一例をあげて、それぞれの鍋による炊き方をご紹介します。

玄米…2カップ
水…米の1.5〜1.6倍
塩…少々

＊準備　玄米は洗って分量の水と塩を加え、夏は2〜3時間、冬は

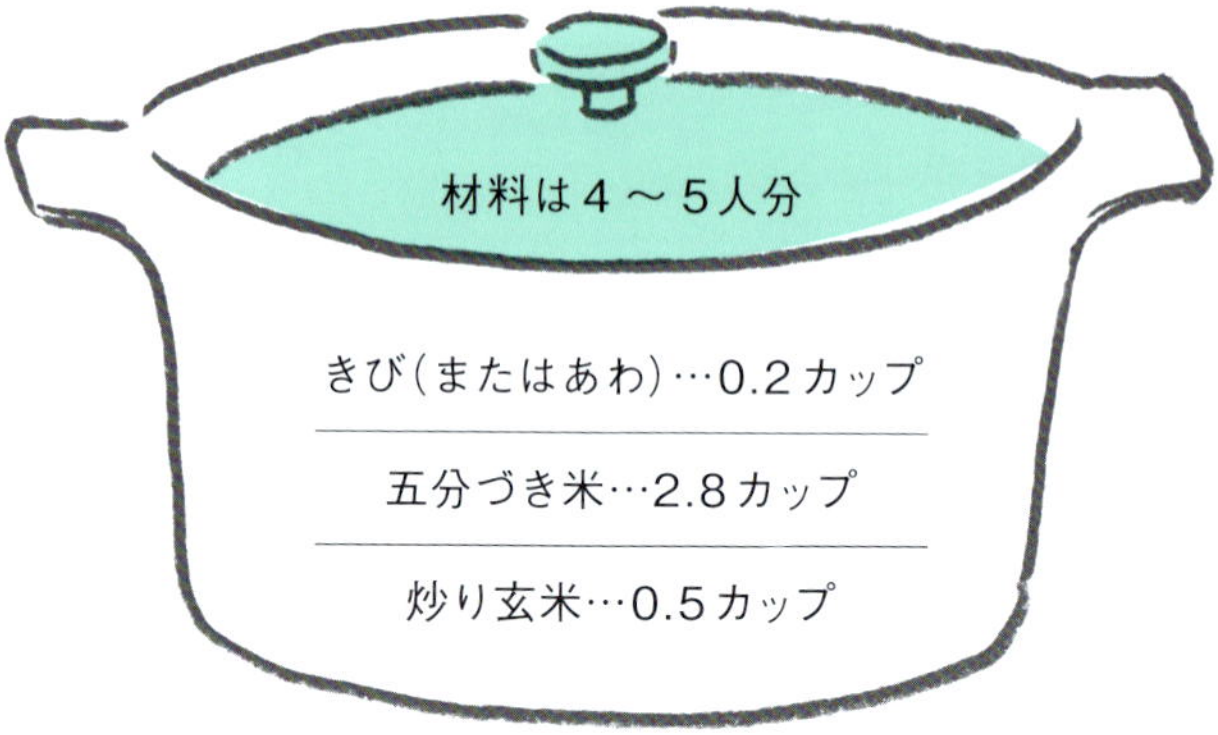

材料は４〜５人分
きび（またはあわ）…0.2カップ
五分づき米…2.8カップ
炒り玄米…0.5カップ

３穀ご飯

材料（左図の材料に加えて）
水…全量の1.2倍強

準備　分づき米と雑穀はいっしょに洗い、分量の水に30分以上浸しておく。炊くときに、炒り玄米を加えて普通に炊く。

※炒り玄米の作り方

1　玄米は洗わずに厚手の鍋に入れ、強火で全体を混ぜながら１〜２分ほど香ばしく炒る。玄米の果皮がはじけてもよい。
2　玄米がゆや玄米クリーム用には、きつね色で透明感がなくなるまで炒る。玄米茶用には、麦茶と同じ濃い茶色になるまで炒る。

7〜8時間浸しておく。ただ気温や水温によって浸水加減が違うため、できれば一晩浸水するのが理想的。

＊なお、あずき入り玄米ご飯にする場合は、あずきは玄米の重さの15％としていっしょに洗い、あとは玄米ご飯と同様に炊く。

電気炊飯器・ガス炊飯器で炊く　あっさりとして、サラッとした炊き上がり。準備ができたら普通に炊き、炊き上がったら10分蒸らし、全体をさっくり混ぜて余分な水分を飛ばす。玄米コースがあれば表示どおりに。なお全体を混ぜたら、そのまま保温モードで一晩おくと、ほんのり甘くなってさらに食べやすくなる。

また多めに炊いて、食べながら1日1回混ぜて3〜4日間ほど保温しておけば、より味わい深い玄米のおいしさを堪能できる。夏場でもいたむ心配はなく、4〜5日間は食べられるのでおすすめ。

土鍋や厚手の鍋で炊く　ふっくらとやわらかい炊き上がり。とくに遠赤外線を放射する土鍋は、胃腸の弱い人や冷え性の人におすすめ。鍋を強火にかけ、沸騰したら1〜2分そのまま炊いて弱火にし、50分ほど炊く。最後に1分強火にして火を止め、10分蒸らしてから混ぜる。

炒り大豆とひじきご飯

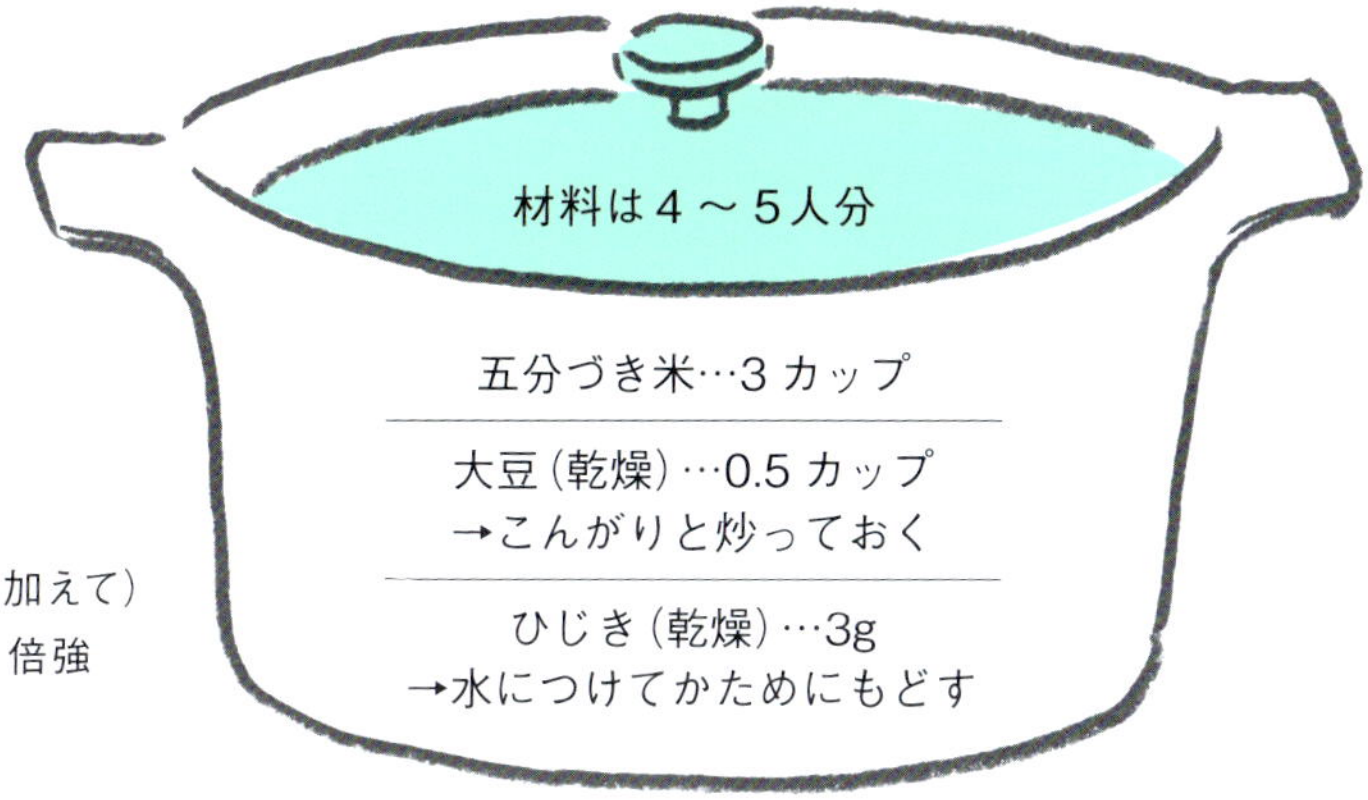
材料は４〜５人分
五分づき米…３カップ
大豆（乾燥）…0.5カップ
→こんがりと炒っておく
ひじき（乾燥）…3g
→水につけてかためにもどす

材料（右図の材料に加えて）
水…米と大豆の1.2倍強
塩…小さじ1
しょうゆ…大さじ1

あえ物いろいろ

重ね煮料理のあえ物の中には、青菜類やブロッコリー、カリフラワーなど花菜類におすすめの蒸し煮があります。鍋に多めの湯を沸かしてゆでる必要はなく、一つまみの塩と少量のさそい水（1/3〜1/2カップ）を加えて火を通すだけ。これで野菜の持ち味や甘み、旨みが引き出され、栄養分の損失も最小限に。合わせ調味料やあえ衣を作っておけば、蒸し煮野菜と合わせて、すぐにおいしいあえ物ができます。

◎青菜類と花菜類の蒸し煮　手順とポイント

蒸し煮に使うのはフライパンなどの浅めの鍋や熱伝導のよい薄手の鍋が便利。ぴったり閉まるふたも用意します。

青菜類　小松菜、春菊、ほうれん草などをお浸しやあえ物に。

1 青菜は洗ってざく切りにし、鍋に入れて塩一つまみをふり、さそい水を加える。

酢みそあえ

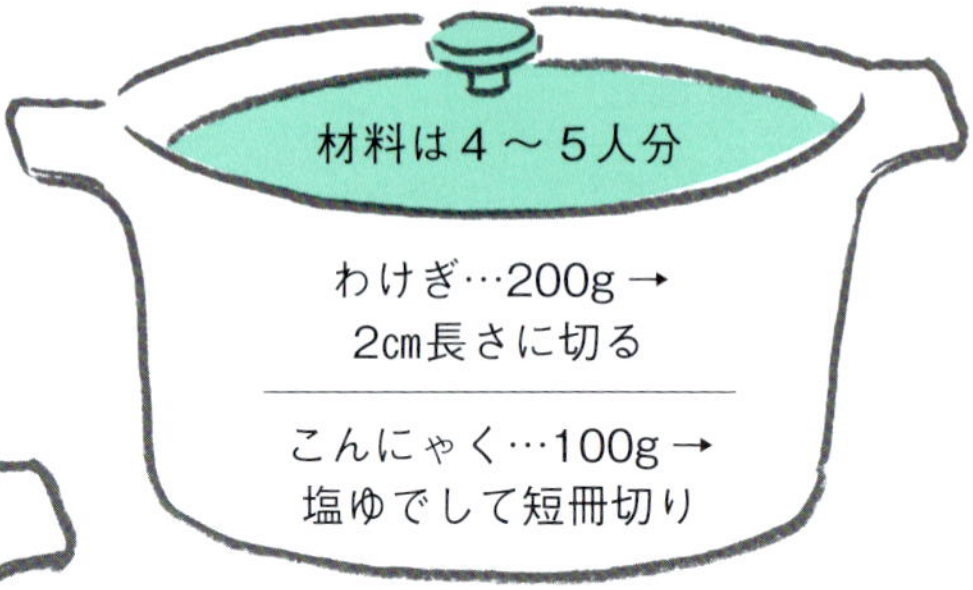
材料は４～５人分
わけぎ…200g→
2㎝長さに切る
こんにゃく…100g→
塩ゆでして短冊切り

材料（上図の材料に加えて）

生わかめ…50g→塩抜きしてざく切り

A
- ごまペースト（白）…大さじ1
- 白みそ…大さじ３～４
- 米酢…大さじ2

長ねぎの白あえ

材料（下図の材料に加えて）

しょうゆ…大さじ1½

B
- 豆腐…250g→よく水切りする
- 練りごま（白）…小さじ1
- 白みそ…大さじ３

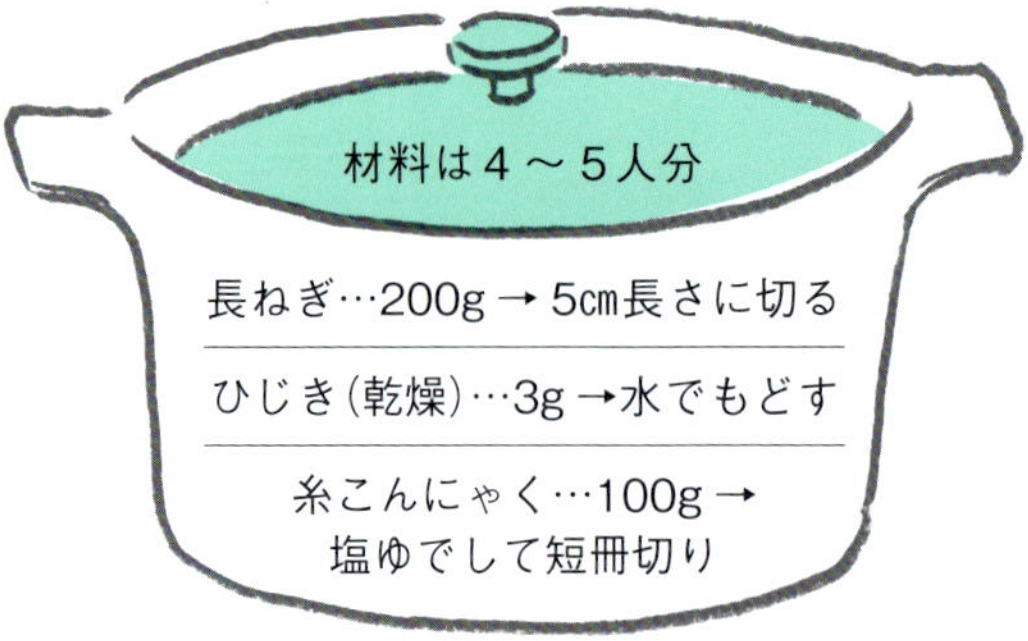
材料は４～５人分
長ねぎ…200g→5㎝長さに切る
ひじき（乾燥）…3g→水でもどす
糸こんにゃく…100g→
塩ゆでして短冊切り

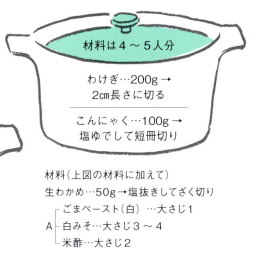

2　ふたをして強火にかけ、葉がしんなり色よく蒸し上がったら、ざっと混ぜて火を止める。

3　鍋底を水につけて冷やせばできあがり。

メモ　ほうれん草は冬場の新鮮なものならこの蒸し煮だけでＯＫ。

花菜類　ブロッコリーやカリフラワーなどを温サラダや付け合わせに。塩湯はすまし汁の濃さが目安。

1　花菜は小房に分ける。茎は外側のかたい部分をそぎ、適当な大きさに切る。

2　鍋に塩一つまみとさそい水を入れ火にかける。

3　塩湯が煮立ったら**1**を入れ、ざっと混ぜてふたをする。

4　花菜がやわらかくなって蒸し上がったら火を止める。

5　鍋底を水につけて冷やせばできあがり。

メモ　根菜類やいも類も、同じ方法でＯＫ。

重ね煮で作るあえ物

※重ね煮の準備ができたら、分量の塩と水を混ぜて（すまし汁の濃さが目安）材料に回しかけ、ふたをして火にかける。あとは普通の重ね煮同様、湯気が出てよい香りがしたら弱火に。野菜がやわらかく煮えたら全体を混ぜる。

３種野菜の重ね蒸し煮

材料（右図の材料に加えて）
水…1/3 ～ 1/2カップ
塩…一つまみ
オリーブ油…大さじ1

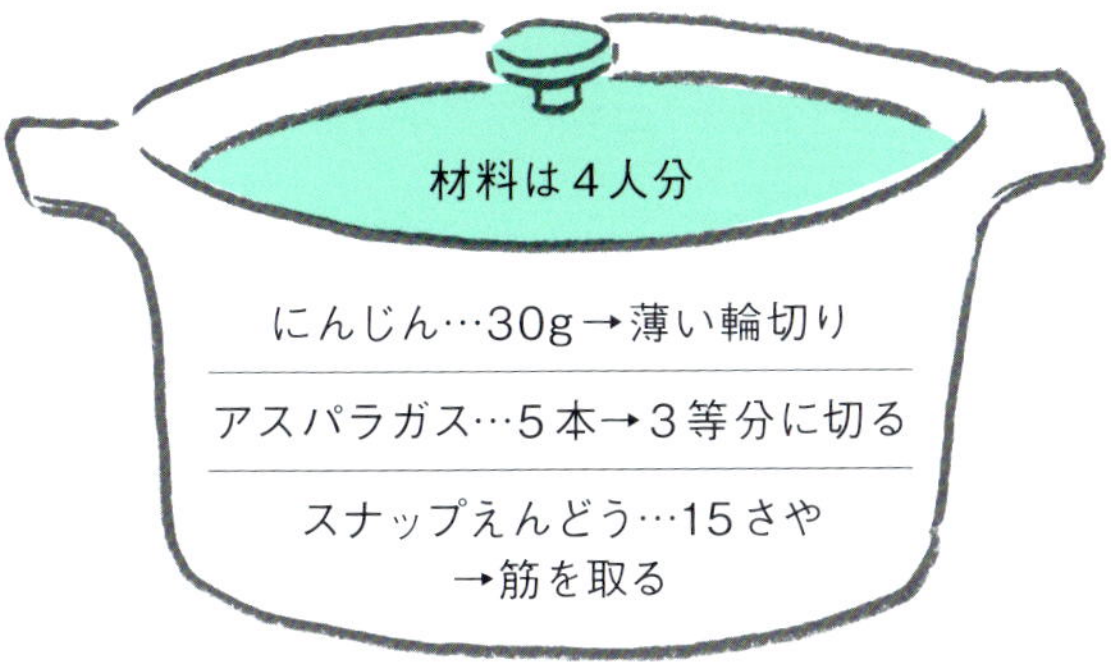
材料は４人分
にんじん…30g→薄い輪切り
アスパラガス…５本→３等分に切る
スナップえんどう…15さや
→筋を取る

作り方のポイント

酢みそあえ：
出来上がりに生わかめを加え混ぜ、Aであえる。

長ねぎの白あえ：
材料がしんなり煮えたら、しょうゆをふって下味をつけ、Bであえる。

３種野菜の重ね蒸し煮：
できあがりにオリーブ油を回しかけて、汁けを飛ばす。好みで黒こしょうをふっても。

季節ごとに楽しむ野菜 旬のカレンダー

物流が発展し、さまざまな分野の技術も進歩を遂げたいま、「旬」を感じにくくなっているかもしれません。でも季節の流れに沿った暮らしをしていると、その時季に育つ山の幸、里の幸、野の幸に出合えるはず。太陽、土、水、空気など自然の恵みをたっぷり受けて育った、旬ならではのおいしさを味わいましょう。

春

菜の花　グリンピース　そら豆　さやえんどう　アスパラガス
セロリ　あさつき　ふき　たけのこ　うど
山菜類（たらの芽　ふきのとう　わらび　ぜんまい　せり）

夏

トマト　きゅうり　なす　かぼちゃ　枝豆　さやいんげん　レタス
オクラ　ゴーヤ　モロヘイヤ　とうもろこし　ししとうがらし

秋

さつまいも　里いも　冬瓜　栗
きのこ類（まつたけ　しいたけ　なめこ　しめじ　えのきだけ）

冬

春菊　ほうれん草　小松菜　かぶ　青梗菜　ブロッコリー
カリフラワー　芽キャベツ　白菜　ねぎ　れんこん　山いも

通年ある野菜

大根　じゃがいも　にんじん　ごぼう　キャベツ　玉ねぎ
収穫時期の違いや貯蔵により一年中出回っていますが、
季節により味、風味、水分、栄養分などが異なります。

おもな参考文献

『うおつか流清貧の食卓』　魚柄仁之助　（農山漁村文化協会）
『水と人びとのくらし』　橋本淳司　（文研出版）
『人間は何を食べてきたか』　ＮＨＫ取材班　（日本放送出版協会）
『野菜探検隊世界を歩く』　池部　誠　（文藝春秋）
『薬膳・漢方検定公式テキスト』　日本漢方養生学協会　（実業之日本社）
『東洋医学のきほん帳』　伊藤　剛　（学研パブリッシング）

いんやん倶楽部　料理教室や養生手当てなどの問い合わせ先
〒５６４‐００５３　大阪府吹田市江の木町２４‐３６
事業部　ＴＥＬ０６‐６３８９‐５１２８
料理教室　ＴＥＬ０６‐６３８９‐４１１０
ＦＡＸ（共通）０６‐６３８９‐４１４０
ホームページ　http://www.yinyanclub.com

あとがき
大らかに、スタートしましょう

最初に少し、私の失敗談を話します。20代から4年ほど病院の栄養士として働きましたが、この間に栄養学のさまざまな疑問が生まれ、日本の「食養」について学びました。その後、結婚し出産したのですが、長男がアトピー性皮膚炎に。

妊娠中、食事では牛乳も卵も避けていたのになぜ？　と改めて食を見直してみると、ごまや根菜ばかりを使っていました。これがアレルギー症状として出たのです。「体によい食べ物」と思ったものでも、偏りがあってはいけないと思い知らされました。

初めて「陰陽調和料理」の考え方に触れ、簡単な調理法を知ってスタートラインに立たれた方もいることでしょう。私の実例で、食品のとり方によっては健康にもなるし、害にもなる、ということがおわかりいただけたと思います。すべて「こうあるべき」ときっちりと決めて始めるのではなく、まずは大らかにスタートしてください。

さて季節に添った暮らしの中で、旬のものを食べる、地域でとれたものを食べる、生物進化に見合った食べ方をする、できるだけ安全な食材を食べる……などを核にして陰陽調和料理を実践していくと、どんな変化が起きるのでしょうか。

健康へのメリットはさまざまなかたちで出現しますが、まず自然治癒力や免疫力が高まる、体力が強化されるなどがあげられます。また体からの「声」を受け取り、体調が悪いときは自ら自分の体を振り返られるようになります。疲労感、冷え性、不眠、イライラなど、東洋医学でいう「未病」をキャッチしたら、食生活や生活習慣、働き方などを再点検しましょう。養生をして陰陽調和の食生活を続けることで改善への道は開けるはずです。

さらに21世紀は「腸の時代」といわれ、いま腸内細菌についても各分野で注目されています。私たちが毎日食べる食事は細菌のえさにもなりますが、食生活や食習慣によって腸内細菌のバランスが変化することも、現代の生命科学で証明されました。陰陽調和調理は、腸内環境をととのえてよりよく改善し、腸内細菌にプラスの働きをすることがわかっています。

本書では陰と陽の考え方から始まり、自然界の一員である私たちはどんな食生活や暮らし方をしたらいいのか、などの提言を中心にまとめました。陰陽調和の重ね煮料理は基本のみを紹介しましたが、どんな料理も、重ね方の基本（↓91ページ）に合わせて陰陽の食材を鍋の中に重ねて煮るだけのシンプルなものです。失敗することはありません。また私が主宰する「いんやん倶楽部」では料理教室も開催。詳しくはホームページをご覧になり、お問い合わせいただければ幸いです。

梅﨑　和子

梅﨑 和子（うめさき かずこ）

養生家庭料理研究家。１９５１年島根県生まれ。病院の栄養士として勤務するなかで、現代栄養学に疑問を感じ、日本の「食養」と陰陽調和の料理を学ぶ。１９８７年、食と健康を考える仲間とともに「いんやん倶楽部」を設立。以来、「健康は毎日の食卓から」を合言葉に、陰陽調和料理の研究と普及に努める。主宰する料理教室では「重ね煮」の調理法や、養生の知恵をとりいれた日本人本来の食を提案。安心できる素材を厳選して、食品からスキンケア用品まで幅広い分野で商品開発・製造なども行う。
主な著書に『おくすりごはん』（家の光協会）、『旬を丸ごと生かす食卓』（講談社）、『こどもの「いのち」を育む旬のおやつ』（クレヨンハウス）など。

アートディレクション・デザイン　中村善郎（ｙｅｎ）
イラストレーション　くぼあやこ
構成・取材　向 和美

陰陽調和で考える
いのちを養う食のきほん

２０１８年6月20日　第1版第1刷発行

著者
梅﨑和子

発行者
株式会社 新泉社
東京都文京区本郷２-５-１２
電話 ０３（３８１５）１６６２
Ｆａｘ ０３（３８１５）１４２２

印刷・製本
株式会社 東京印書館

ISBN 978-4-7877-1812-9 C2077